또 하나의 뇌 위장

또 하나의 뇌 위장

배 아플 때 찾아보는 소화기 질환 백과

송인성

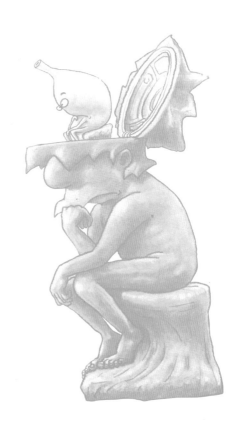

사이언스북스
SCIENCE
BOOKS

처음 이 책을 낸 지 13년이 지났다. 차일피일 미루어 오던 개정판을 이제 준비하게 되었으니 나의 게으름 이외에는 탓할 것이 없다. 미국에서 공부를 마치고 돌아와 일간지의 건강 칼럼에 썼던 것들을 다시 정리해 첫 책을 출간했던 것이다.

그동안 의학 지식은 생명공학 발전에 힘입어 눈부신 발전을 이루었고 1980년대 이후 지금까지 상상 초월의 진단 기기와 치료법과 약이 개발되어 임상에서 널리 쓰이고 있다.

이제는 전 국민이 비만을 걱정할 정도로 영양 과잉 상태가 되어 서양인에서 흔히 보이던 심근 경색증, 대장암, 궤양성 대장염, 크론병 등이 한국인에서도 흔히 나타나게 되었다.

각 일간지의 건강 칼럼에 글을 쓰도록 배려해 초판을 낼 수 있게 도와줬던 서울신문 최선록 기자, 경향신문 이준규 기자, 한국일보 송영주 기자, 중앙일보 문경란 기자, 황세희 기자, 조선일보 최용태 기자 모두가 신문사에서 퇴사를 하고 다른 일을 하고 있으니 13년이란 세월이 짧지 않은 세월인 것은 틀림없다.

책을 내도록 해 주었던 민음사 박맹호 회장께서는 그사이에 큰 병을 앓으셨으나 적극적이고 긍정적인 성격으로 병을 잘 이기고 완쾌하시어 아직도 현직에 계시며, 필자와도 가끔 골프를 치시는데 나이를 잊으셨는지 비거리가 줄었다고 불평을 하신다.

원고 정리를 해 줬던 한혜경 양은 이제 두 아이의 엄마로 내 곁에서 다시 원고를 꼼꼼히 챙겨 주었다.

지난 13년 동안 필자는 일상 해 오던 대로 서울 대학교 병원에서 환자를 진료하고 서울 대학교 의과 대학생, 내과 전공의, 소화기 전임의를 교육하고 있으며, 밖으로는 대한 소화기 학회 이사장, 아시아 태평양 소화기 학회 조직 위원장, 대한 내과 학회 이사장, 대통령 주치의, 세계 내과 학회 이사를 지냈다. 그동안 가장 큰 기뻤던 일은 사랑하는 새로운 가족 지후, 지효, 지훈 세 명의 손자가 생긴 것이다.

올해 가을이면 어느덧 30년 넘게 일했던 서울 대학교 병원에서 은퇴한다. 그동안 돌봐 드렸던 환자들에게 이 책을 바친다.

2011년 봄

송인성

이 책에 실린 글들은 지난 10여 년간 일간지의 건강 칼럼에 썼던 것들이다. 책으로 엮으려고 정리해 보았더니 이미 구닥다리가 된 지식도 많아 삭제도 하고 보충도 했다. 의학에 관한 책을 쓴다는 것은 부단한 노력이 있어야 한다. 하루에도 수십, 수백 가지의 새로운 지식이 쏟아져 나오기 때문에 조금만 게으르면 옛날이야기를 하게 되기 때문이다.

처음 이 글들을 쓸 때 위장병으로 고생하고 있는 많은 환자들이 자기가 앓고 있는 병을 이해하고 치료하는 데 조금이라도 도움이 되도록 노력했다. 그러나 다시 정리하다 보니 전문적인 의학 지식을 너무 산만하게 나열한 것이 아닌가 걱정이 앞선다.

'건강한 육체에서 건강한 정신이 나온다.'는 이야기가 있다. 건강한 육체를 가지려면 튼튼한 위장을 가지고 있어 먹는 음식물을 잘 소화시키는 것이 무엇보다 중요하다.

위장 내에서는 뇌에서 발견되는 신경 전달 물질이나 호르몬이 거의 모두 발견된다. 그래서 생리학자들은 위장에 또 하나의 뇌가 있다고 한다. 뱃속의 뇌는 머릿속의 뇌와 서로 상호 보완적으로 작용해 위장이 제 기능을 할 수 있도록 한다. 머리가 위장을 지배할 뿐 아니라 위장이 머리를 조절한다고도 할 수 있겠다. 스트레스가 많은 복잡한 현대 생활에 위장병이 많아지는 것도 이 때문이리라.

그동안 이 글들을 신문에 기고하도록 격려하고 도와준 서울신문 최선록 기자, 경향신문 이준규 기자, 한국일보 송영주 기자, 중앙일보 문경란 기자, 황세희 기자, 조선일보 최용태 기자들께 우선 감사드린다. 책을 만들도록 강력히 권고해 준 민음사 박맹호 사장과 이갑수 국장께도 감사드린다. 원고 정리를 위해 노력한 한혜경 양에게도 다시 감사드린다. 나의 사랑하는 가족들, 부모님께도 감사드린다. 신문에 연재 시 졸필을 걱정하는 필자를 복돋아 주시고 격려해 주시던 필자의 장인 청량리 병원장 고 최신해 박사님께 이 책을 바친다.

1997년 여름

송인성

I. 병원으로 달려가기 전에 체크할 것들   13

"위가 부은 것 같다." "속이 그득하고 답답하다." "가스가 찬다."
우리 몸의 소화 기관은 복잡하고 그 기능도 다양하다.
어디가 어떻게 아플 때 병원으로 달려가야 하는가?

II. 팔방미인, 위   55

위는 음식물을 저장하고 분쇄하고 배출하는 기능을 가진 팔방미인이다.
위는 독소와 세균을 무력화시키기 위해 강한 염산을 분비하는데,
그럼에도 불구하고 유일하게 생존할 수 있는 세균이 있다.
바로 헬리코박터 파일로리. 헬리코박터 파일로리에 감염되면 치료해야 할까?

차 례

III. 조물주의 신비한 작품, 장   97

소장은 6미터, 대장은 1.5미터. 성인 한 사람의 소장을 다 펼쳐 놓으면
그 흡수 면적이 복식 테니스장만 하다. 이 거대한 장기에 이상이 생기면
어떤 증상이 나타날까? 배에서 덩어리가 만져지거나 혈변을 보았다면
병원에 가야 한다.

IV. 컨베이어 벨트, 식도

식도는 소화 효소를 분비하지도 않고 영양분을 흡수하지도 않는
단순한 기관이지만, 그 기능을 똑바로 하지 못하면 하루라도
온전히 살 수 없다.

V. 대통령 주치의가 가르쳐 주는 소화기 건강 비법

"닭고기를 먹어도 되나요?" "커피는 하루에 한 잔 마셔야 해요."
"초콜릿은 어떤가요?" 환자들에게 수없이 듣게 되는 질문들.
소화기를 건강하게 지키기 위한 비법을 소개한다.

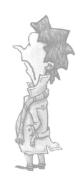

I

병원으로 달려가기 전에
체크할 것들

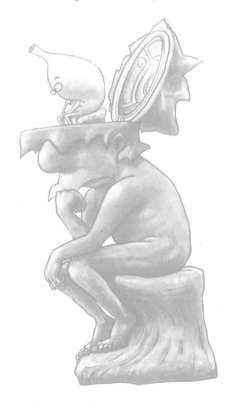

1

아픈 덴 없는데, 속이 답답…… 왜?

소화 불량

"위가 부은 것 같다." "속이 그득하고 답답하다." "음식이 얹혀 그대로 명치에 있는 것 같다." "배고픈 줄 모른다." "가스가 찬다." "구역이 난다." 등등의 증상을 호소하는 환자가 많다. 그런데 이런 소화 불량증이 있는 환자들에게 혹시 암이나 고약한 병이 있지 않나 해서 내시경 검사, 컴퓨터 검사 등 복잡하고 힘든 검사를 해 보아도 실제로는 아무 이상이 없는 경우가 많다.

이처럼 소화에 관여하는 위, 췌장, 담낭 등에 기질적 질환이 없고 소화 불량 증세만 있는 경우 이를 "기능성 소화 불량증"이라고 한다. 소화기 내과에 오는 환자 중 30~60퍼센트 정도는 여러 가지 검사를 해 보아도 그 원인이 발견되지 않으며, 이런 경우 기능성 또는 비궤양성 소화 불량증, 신경성 위염 등으로 진단한다.

사람의 위는 한 개이며, 쌀자루를 가운데서 약간 구부려 놓은 것처럼 생겼다. 모양이 그래서인지 예로부터 변변치 못한 사람을 "밥통 같다."라고 했는데, 위가 하는 일을 살펴보면 천만의 말씀이다.

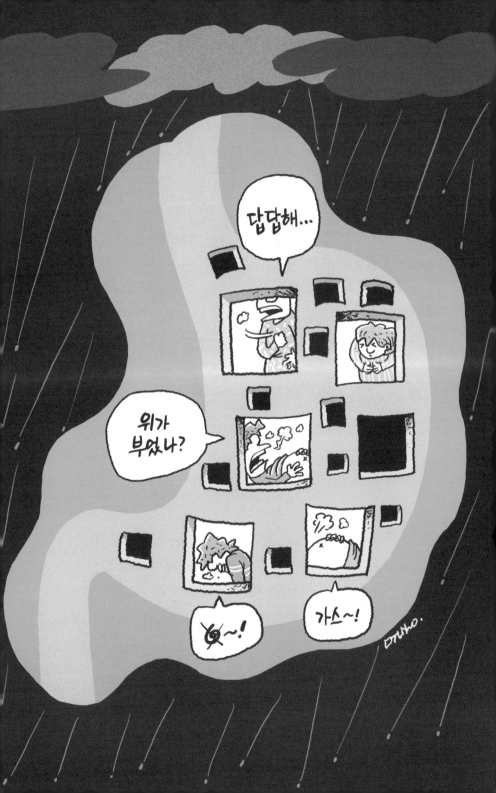

위의 윗부분은 우리가 먹은 음식을 저장하는 창고 역할을 한다. 이 창고는 신축성이 굉장히 좋아 웬만큼 먹어서는 위 속의 압력이 올라가지 않으므로 팽만감을 느끼지 않고 한꺼번에 많이 먹을 수 있다. 이 창고 역할이 변변치 못하면 조금만 먹어도 금방 팽만감을 느껴 많이 먹을 수가 없다. 나이가 들수록 식사량이 줄어드는 이유는 이 부분의 기능이 저하되기 때문이다.

아랫부분의 위는 맷돌과 같이 음식을 잘게 부숴 소장으로 내려 보내는 역할을 한다. 소장에서 소화하는 데 무리가 되지 않도록 음식이 내려가는 속도를 영양분의 농도에 따라 적절히 조절하는 기능도 가지고 있다. 이와 같이 정교한 위의 기능은 우리 몸의 신경과 호르몬의 지배하에 일사불란하게 이루어지나 아직도 그 정확한 작용 기전은 잘 모른다.

위 엑스선 검사, 위 내시경 검사 말고도 동위 원소나 초음파를 이용해 위의 구조적 변화나 기능을 알아볼 수 있는 검사가 개발되어 있어 임상에서 많이 이용되고 있다. 그러나 위궤양, 위암 등 기질적 질환이 없는 경우 위 기능 장애가 왜 생겼는지 한마디로 그 원인을 찾아내는 것이 불가능한 경우가 더 많다.

증상에 따라 소화 불량증을 크게 세 가지로 형태로 분류한다. 속쓰림이 주가 되는 궤양형 소화 불량증, 위가 잘 움직이지 않아 소화가 안 되고 명치가 그득한 증상이 주가 되는 운동 부족형 소화 불량증, 흉골 밑이 타는 것 같은 아픔이 주가 되는 위산 역류형 소화 불량증이 있다.

때로는 이 세 가지 중 두세 가지가 섞여 나오는 혼합형도 있다. 그러나 이런 분류는 환자의 증상에 따른 주관적인 분류이지, 검사로 따질 수 있는 객관적인 것은 아니다.

이탈리아 로마에서 1989년과 1999년 두 차례, 전 세계 내로라하는 학자들이 모여 이런 소화 불량증을 "비궤양성 소화 불량증"이라고 칭하기로 하고 그 정의를 내렸다. 비궤양성 소화 불량증의 로마 진단 기준은 다음과 같다.

첫째, 지속적 또는 반복적으로 상복부 중심에 통증이 있다.

둘째, 상부 위장관 내시경 검사를 포함한 검사에서 위궤양이나 담석 등의 뚜렷한 병이 나오지 않는다.(단, 만성 위염은 소화 불량증의 원인으로 인정하지 않는다.)

셋째, 과민성 대장 증후군이나 역류성 식도염이 없어야 한다.

이 세 가지 기준에 준하는 소화 불량증의 승상이 1년에 적어도 3개월 이상 있어야 진단 기준에 적합하다고 하기로 했다. 그러나 일부 학자들은 이런 인위적 진단 기준에 회의를 가지고 의문을 제기하고 있는 실정이다. 소화 기능을 담당하는 위나 주위의 췌장, 담낭, 간 등이 멀쩡한데도 왜 소화 불량증이 생길까? 특히 우리나라 사람들 중 소화 불량증을 호소하는 사람이 왜 이렇게 많을까? 확실한 원인은 잘 모른다.

위 배출 기능 검사 등 복잡한 검사를 해 보아도 소화 불량증을 가진 사람과 정상인 사람 사이에 위 배출 기능에 큰 차이가 나지 않는다. 위의 감각 기능의 이상, 십이지장으로부터의 담즙의 역류, 위산 분비 과다 등도 소화 불량증의 직접적인 원인이 되지 않는다. 위염, 위궤양, 위암 등 위병의 발생과 관련이 있으리라는 '헬리코박터 파일로리'라는 세균은 소화 불량증이 있는 사람과 없는 사람에서의 감염률의 차이가 없어 인과 관계가 없는 것으로 알려져 있다. 소화 불량증을 가진 환자들이 일반 사람들에 비해 정신적으로 초조, 불안, 우울한 경향을 나타내기는 하나, 그 인과 관계도 분명하지 않다. 단지 맵고 짠 음식, 과다한 음주, 잡다한 약물 등으로 지친 위에 과도한 스트레스, 우울, 신경 과민이 겹쳐 위 기능이 제대로 작동하지 못하게 된 것으로 추측하고 있을 뿐이다.

소화 불량증이 있으면 무엇보다 위의 혹사를 피해야 한다. 규칙적인 식사를 해야 하고, 소식을 하고, 맵고 짠 자극적인 음식을 피하고, 잡다한 약물 복용을 금해야 한다. 적절한 처방 없이 멋대로 쓴 궤양 치료제나 소화제는 기질적 질환의 진단을 어렵게 하고 오히려 병을 악화시킬 수 있다. 건전한 취미 생활로 복잡한 현대 생활의 스트레스를 슬기롭게 푸는 것도 이 병의 치료에 좋은 보조 요법이 될 것이다. 때로는 우울증을 앓거나 신경 과민이 심한 경우 정신과 선생님의 도움을 받는 것이 좋겠다.

식이 습관의 변화와 생활 습관의 개선으로 소화 불량증이 낫지 않으면 약물을 투여할 수도 있다. 궤양형 소화 불량증에는 제산제 또는 산 분비 억제제를, 운동 부족형 소화 불량증에는 위 운동을 촉진시킬 수 있는 메토크로프로마이드, 돔페리돈 등의 위 운동 촉진제를, 위산 역류형 소화 불량증에는 산 분비 억제제와 위 운동 촉진제의 병합 투여를 추천한다.

스트레스가 많은 현대인에게 나타나는 두통의 경우 생활 습관을 바꾸고 적절한 운동이나 취미 생활 등으로 스트레스를 해소해 치료하기도 하는데 소화 불량증 역시 이와 같은 방법으로 자연히 낫기도 한다.

소화 불량증은 하나의 증상일 뿐이므로 소화 불량증이 오래되었다고 위궤양이나 위암 등이 되는 것은 아니다. 그러나 성인이 이유 없이 2~3주 이상 소화 불량이 지속되면 위 내시경 검사, 간과 췌장에 대한 검사 등을 통해 위나 주위 장기에 기질적 질환이 없음을 확인해야 함은 두말할 나위가 없다.

2

토하지 않고는 못 배길 것 같은 괴로움

구역과 구토

소화기 내과에 오는 환자들이 흔히 호소하는 증상 중 하나가 구역(오심)과 구토이다. 구역은 토할 것 같은 증상을 말하며 목과 명치 부위에 약간 불편한 느낌부터 위 내용물을 토하지 않고서는 못 배길 것 같은 절박한 느낌까지 다양하다. 구토는 위의 내용물을 강하게 입으로 배출하는 것을 말하며, 구토 전이나 후에 피부가 창백해지고 식은땀이 나며, 침이 입에 고이고, 변이 마렵기도 하고, 혈압이 떨어지며 맥이 빨라지기도 한다.

반면 위의 내용물이 힘없이 입까지 올라오는 역류(되새김증)는 구토와 다르며, 식도 내 하부 괄약근이 이완돼서 오는 현상이며, 습관적으로 음식을 되새김질해 주위 사람들을 역겹게 할 뿐이지 큰 병이 있는 것은 아니다.

밥을 먹는 도중이거나 직후에 구토를 하는 경우는 정신적인 원인이 많고, 식후 2~3시간 후에 나오는 구토는 위나 소장의 폐쇄를 의미한다. 새벽에 잠자리에서 일어났을 때 나오는 구역과 구토는 대부분 임신, 요독증, 술이 원인이다. 구토로 배 아픈 것이 없어지면 위궤양이거나 소장 패쇄인 경우이고, 구토물이 썩는 냄새가 나면 대장이 막혔거나 위와 대장에 구멍이 뚫린 누공이 있을 때이다.

정신적인 원인만으로 구토가 반복되는 경우도 있다. 환자들 대부분은 어릴 때부터 구토를 한 경력이 있으며 구역질 없이 곧장 구토를 하게 되는 경우가 많다. 집안에 구토를 잘하는 다른 사람이 있는 내력이 있는 것도 특징이다. 주위 사람들은 안타까워하나 본인은 구토하는 것에 대해 별로 대수롭지 않게 여기며 오히려 식욕은 좋아 잘 먹는다. 두통, 복통 등이 동반되는 경우가 많고 성격은 공격적이다. 원인을 찾아보려고 입원시키면 구토가 없어지는 경우가 많고, 자신의 의지로 억제할 수도 있다.

이 밖에 구역과 구토를 일으키는 병을 소개해 보겠다.

급성 복부 응급 질환

수술을 요하는 급성 충수염, 급성 담낭염, 장폐쇄, 급성 복막염이 생겼을 때 구역과 구토는 통증, 발열 등과 동반된다. 복통이 먼저 오고 구역과 구토가 따라오면 수술을 요하는 병일 확률이 높고, 구역과 구토 후에 복통이 따라오면 식중독, 장염 등 내과적 질환인 경우가 대부분이다.

소화기 질환

급성 위염, 소화성 궤양, 췌장염 등 만성 소화 불량과 연관된 대부분의 소화기 질환에서 구역과 구토가 동반된다. 급성 간염에서도 식욕 부진과 함께 구역, 구토가 동반되니 구분할 필요가 있다.

감염성 질환

식중독, 바이러스성 감염, 기생충 감염 등 장관에 염증이 생기면 설사와 동시에 구역, 구토, 복통이 나타난다.

중추 신경계 질환

뇌종양, 뇌염, 뇌수두증 등 뇌압이 올라가는 중추 신경계 질환 시 두통, 어지러움 등과 구토가 나타난다. 이때는 구역이 잘 동반되지 않고 구토가 분출성이 되는 경우가 많다.

이비인후과 질환

몸의 평형을 담당하는 귓속의 세반고리관에 염증이 생기거나 이석이 떨어져 나오면 심한 현기증(어지러움)과 구역, 구토가 일어난다.

심장 질환

심근 경색, 울혈성 심부전 시 흉통과 호흡 곤란 등에 구역과 구토가 동반된다. 심장 자체의 이상뿐 아니라 이때 사용되는 약물 부작용일 수도 있으므로 주의를 요한다.

암

말기 암 환자에서는 구역, 구토 식욕 부진이 공통으로 나타나며 환자를 괴롭히는 가장 흔한 원인이 된다.

대사성 질환

심한 당뇨병, 요독증, 갑상선 중독증, 부신 저하증 등 대사성 질환에서 구역과 구토가 흔히 동반된다.

임신

임신 초기 20주 이내에 50퍼센트 정도의 환자가 구역과 구토를 경험하는데 아주 경미한 정도부터, 구역과 구토가 너무 심해 전혀 음식을 섭취하지 못하고 수분 전해질 장애 및 영양 결핍이 일어나 입원 치료를 받아야 하는 경우도 있다.

약물 부작용

대부분의 약물은 부작용으로 구역과 구토를 일으킬 수 있다. 살리실레이트, 토근 시럽 등은 직접 위를 자극해 구역, 구토가 일어나며, 항암제, 모르핀, 강심제 등은 뇌 속의 구토 중추를 자극해 구역, 구토를 일으킨다.

정신 질환

거식증이 대표적인 병으로 심하면 입으로 영양분 섭취를 못하므로 심한 체중 감소가 일어나고 때로는 사망에 이르게 된다.

이처럼 다양한 원인으로 인해 구역과 구토가 일어나므로 그 원인을 찾는 것은 쉽지 않다. 동반되는 증상, 약물 복용 여부, 과거에 앓았거나 현재 앓고 있는 질환, 여성이라면 월경 여부 등 세심한 병력 청취가 필요하다.

구역과 구토는 다양한 원인에 따라 일어나는 것이므로 그 치료도 원인에 따라 달라져야 한다. 항암제 치료를 하거나 요독증 등의 전신 질환이 있어 근본적인 원인 치료가 불가능할 때는 항구토제를 투여해야 한다. 최근에는 아주 효과적인 항구토제들이 널리 쓰이고 있다. 페노사이아진계 약물, 항히스타민제, 도파민 길항제 등이 대표적인 약물들로 구토가 시작된 후에 사용하는 것보다는 예방책으로 쓰는 것이 효과적이다. 차를 타기 전에 멀미약을 먹어야지 멀미가 난 후 약을 먹으면 소용없는 것과 같다.

구토 시 구토물이 폐로 들어가 폐렴을 일으킬 수도 있고, 의식이 나쁘면 질식사를 일으킬 수도 있다. 때로는 식도가 찢어져 심한 출혈을 일으킬 수도 있고, 천공이 되어 응급 수술을 받지 않으면 사경을 헤매게 될 수도 있다.

어떤 경우든 구역과 구토가 며칠 이상 지속되면 전문의의 진료를 받는 것이 좋겠다. 우선 위나 십이지장에 막힌 부분이 없는지 내시경 검사를 받아야 할 것이고, 그 밖에 위에 열거한 여러 질병을 전문의의 진료로 하나하나 감별해야 신속한 치료를 받을 수 있다.

3

심장이 타는 것 같다!

속쓰림

명치가 아프거나 속이 쓰리면 대부분 위에 병이 났다고 생각한다. 특히 전날에 심한 음주를 했거나 맵고 짠 음식을 먹은 후 속쓰림이 있었던 경우는 누구나 한 번은 경험했을 정도로 흔하며, 대부분은 이때 위염에 걸렸다고 자가 진단을 하고 약국에서 약을 사 먹는 것이 보통이다. 술이나 약물로 인한 급성 위염이 아마도 제일 흔한 속쓰림의 원인일 것이다. 이런 급성 위염은 위 점막의 재생 능력이 워낙 좋기 때문에 술이나 약물로 인한 계속적인 자극이 없어지면 1~2일 사이에 자연 치유된다.

속쓰림을 일으키는 대표적인 병은 위궤양, 십이지장궤양이다. 이때 속쓰림은 주로 공복 시에 오고 무엇이라도 먹으면 증상이 없어지는 것이 특징이다. 특히 십이지장궤양 환자는 새벽 1~2시에 속쓰림 증세가 심해져 잠을 깨기도 한다. 이는 이 시간에 위 산도가 제일 높아지기 때문이다.

역류성 식도염도 속쓰림을 일으키는 대표적인 병이다. 하부 식도 괄약근이 시도 때도 없이 열려 강한 위 속의 산이 식도 내로 올라와 식도 점막에 상처를 내기 때문이다. 서양에서는 역류성 식도염에서의 속쓰림을 "심장이 타는 것 같다.(heartburn)"는 말로 표현한다.

흔히들 속쓰림의 원인으로 꼽는 것이 만성 위염일 것이다. 특히 만성 위축성 위염의 경우에는 위벽이 얇아져서 속쓰림이 생긴다고 생각하는 의사나 환자가 많다. 그러나 실제 만성 위염과 속쓰림은 직접적인 상관 관계가 없다. 역학 조사를 해 보면 만성 위염이 있는 사람과 없는 사람들에서의 속쓰림의 빈도는 차이가 없다고 한다.

주의할 점은 급성 위염, 위궤양, 십이지장궤양, 역류성 식도염 등의 양성 질환이 있을 때 속쓰림 증상이 나타나기도 하지만 위암이 있을 때도 속쓰림이 흔히 나타난다는 것이다. 40~50대에서 속쓰림이 1~2주 이상 지속되면 그 원인을 찾아야 하는 것이 바로 이 때문이다. 선무당이 사람 잡는다고 오랜 기간 위장약을 먹어 속쓰림을 그때그때 달래다가 위암 같은 큰 병을 놓치거나 키워서는 안 된다. 특히나 위암에서의 속쓰림 증상도 위궤양이나 위염처럼 제산제나 산 분비 억제제로 쉽게 완화될 수 있기 때문에 주의해야 한다.

4

음식이 중간에 걸린 것 같아

연하 곤란

정상인이라면 음식을 씹어 삼킬 때 음식이 위까지 내려가는 동안 별다른 감각을 느끼지 못한다. 그러나 아주 차거나 뜨거운 음식을 삼키거나 알콜 도수가 높은 술을 마시면 음식이 내려가는 것을 느끼거나 때로는 통증을 느낄 수 있다. 일상의 식사 시 음식이 내려가는 것이 가슴에서 느껴지거나, 중간에 걸렸다 내려가는 기분이 들거나, 걸려서 안 내려가 토해야 된다면 "연하 곤란"이라고 칭하며 이는 식도에 병이 생긴 것이다. 즉 식도가 좁아지거나 식도의 연동 운동에 장애가 온 경우이다.

식도가 좁아지는 병으로는 식도암, 역류성 식도염으로 인한 식도 협착, 양잿물이나 빙초산을 먹어서 생기는 부식성 식도염이 대표적이다. 식도의 협착으로 생기는 연하 곤란은 밥이나 딱딱한 음식부터 시작해서 순차적으로 된 죽, 묽은 죽을 삼키기 힘들게 되고 마지막에는 물도 삼키지 못하게 된다.

식도는 연동 운동을 통해 입에서 삼킨 음식을 컨베이어 벨트처럼 부드럽게 위까지 전달하는 역할을 한다. 물구나무서기를 하고도 음식물을 먹을 수 있는 것은 식도의 연동 운동이 일사분란하게 일어나기 때문이다.

호두까기 식도, 미만성 식도 경련증, 하부 식도 이완 불능증 등 흔치 않은 병에서 이 식도 연동 운동이 깨져서 연하 곤란이 올 수 있다. 식도 연동 운동의 장애로 인한 연하 곤란은 식도암이나 식도 협착에서의 연하 곤란과 달리 고형식, 유동식, 물 등을 동시에 삼키기 힘들게 되며 연하 곤란 증세가 좋아졌다 나빠졌다를 장기간에 걸쳐 반복한다.

성인이 갑자기 생긴 연하 곤란이 생겼다면 식도암을 포함한 심각한 식도의 질환 때문이다. 하루라도 지체 말고 소화기 전문의를 찾아야 한다.

5

지금 응급실로 뛰어가야 하는가?

복통

    밤중이거나 의료 시설이 없는 곳에서 갑자기 배가 아플 때처럼 곤혹스러울 때가 없다. 병원 응급실로 빨리 뛰어가야 될 것인지, 조금 두고 아침까지 기다려 볼 것인기 고민하게 된다. 뱃속에는 수많은 장기가 들어 있고 여기에 병이 나면 모두 복통이 생기기 때문에 어디서 어떤 병이 생겼는지 알아내는 것은 경험이 많은 의사라도 그리 쉬운 일이 아니다.

    배가 아파 응급실에 실려 온 환자의 절반은 알고 보면 그 병명이 가벼운 식중독이나 월경통처럼 심각하지 않은 경우이고, 응급실 당직의가 심각한 병으로 진단해 입원시킨 환자의 절반도 결국 퇴원할 때 보면 입원까지는 필요 없었던 가벼운 병으로 판명이 난다. 이처럼 복통의 원인을 찾는 것은 경험이 많은 소화기 전문의라도 쉬운 일이 아니다.

    갑자기 배가 아플 때 우선 '어느 곳이 아픈가?' '어떻게 아프기 시작했는가?'를 아는 것이 중요하다. 명치의 통증은 주로 위, 십이지장, 췌장, 간, 담낭 등에 병이 있는 것이고, 배꼽 주위의 통증은 소장에 병이 있는 것이고, 배꼽 아래 아랫배의 통증은 대장이나 생식기, 비뇨기 계통에 병이 있을 가능성이 높다. 배를 갑자기 망치로 얻어맞은 것처럼 쥐어짜듯이 아픈 것은 위나 장이 터졌거나 장으로 가는 혈관이 막혀 창자가 썩게 되는 급성 장간막 허혈이겠고, 통증이 서서히 시작해 점점 심해지는 것은 염증성 질환이겠다. 통증이 분만 때처럼 아팠다 쉬었다를 반복하는 양상이라면 요석, 담석, 장기 폐쇄일 가능성이 높다.

배가 아플 때 같이 따라오는 증상도 그 병을 알아내는 데 매우 중요하다. 동반된 구역과 구토가 있으면 장기 폐쇄나 급성 췌장염일 가능성이 높고, 토혈이나 혈변이 있으면 위장관에 궤양성 병변이나 암이 있을 가능성이 있다.

여성이라면 월경의 유무를 반드시 따져 보아야 한다. 여성은 자궁 외 임신, 골반염 등 복부 내의 생식 기관의 병이 복통을 일으킬 수 있음을 잊지 말아야 한다. 가임기 여성의 오진율이 남자에게서보다 2배나 높은 이유가 바로 이 때문이다.

응급으로 수술을 해야 하는 흔한 원인을 빈번한 순서대로 나열하면 급성 충수염, 담석과 동반된 담낭염, 소장 폐쇄, 궤양, 천공, 게실염이 있다. 배가 어떻게 아프면 응급실로 뛰어가야 하는가? 다음의 경우에 해당하는지 살펴보자.

- 배가 너무 아파 견디기 힘들 때
- 진통제로도 도저히 복통이 사라지지 않을 때
- 시간이 지날수록 복통이 점점 심해질 때
- 심한 복통 후에 구역과 구토가 지속될 때
- 배가 만지지 못할 정도로 아프며 송판처럼 딱딱할 때

- 심한 열이 지속될 때

- 항문으로 피가 나올 때

복통이 있으면 우선 금식을 시키는 것이 중요하다. 위 속에 음식물이 있으면 내시경 검사, 초음파 검사 등을 이용하는 진단에 장애를 가져올 뿐만 아니라 응급 수술이 필요한 경우 치료에 걸림돌이 되기 때문이다. 무턱대고 먹은 진통제도 진단을 더디게 하고 오진을 초래하기 쉬우므로 피해야 한다.

복통의 진단에 있어서 가장 중요한 것은 경험 있는 의사의 진찰이다. 중하다고 생각되면 병원으로 가 의사의 진찰을 받는 것이 최상의 방책이다.

6

방귀를 너무 자주 뀌는데요……

방귀와 복부 가스

세상에 별 학문이 다 있다. '방귀학'이라고 들어 봤는가? 의학의 한 분야로 훌륭한 학문이다. 방귀의 성분은 무엇인지, 여러 질병에서 어떻게 달라지는지, 그 연구 대상이 무궁무진하다.

방귀의 양은 민족에 따라, 개인에 따라 그 차이가 심하다. 적게는 200시시(cc, 세제곱센티미터)에서 많게는 2,000시시에 이른다. 횟수도 하루에 몇 번에서 수십 번일 정도로 그 차이가 매우 크다.

방귀의 주성분은 질소, 산소, 탄산 가스, 수소, 메탄 가스이며, 고약한 냄새를 나게 하는 것은 극소량의 설파 함유 가스인 메탄에티올과 다이메틸설파이드 등이다. 질소와 산소를 합하면 거의 100퍼센트에 이르는 공기와 달리 방귀 내의 질소와 산소는 합해 봐야 50퍼센트에 이르지 못한다. 즉 삼킨 공기가 그대로 나오는 것은 아니라는 뜻이다.

음식물을 씹어 삼킬 때 한 번에 2~3밀리리터의 공기가 음식과 같이 위로 들어간다. 허겁지겁 음식을 빨리 먹는 사람, 껌을 많이 씹는 사람, 담배를 피우는 사람은 공기를 많이 삼키게 된다. 그러나 삼킨 공기의 대

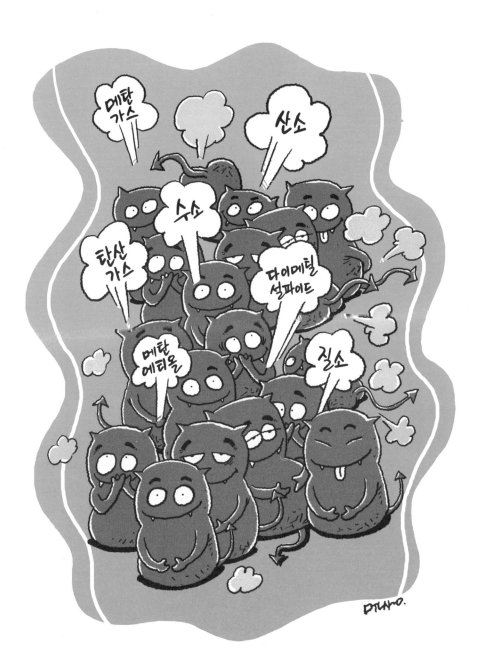

부분은 트림으로 배출된다.

입에서 트림으로 나오는 공기와 달리 방귀는 장 속에서 세균이 발효시켜 생긴 가스가 대부분이다. 먹은 음식물 중 소장에서 아무리 소화를 잘 시킨다 해도 10퍼센트 정도가 소화 안 된 상태로 대장으로 내려오게 되고 대장 세균이 발효시켜 가스를 만들게 된다.

"방귀질 나자 보리 양식 떨어졌네."라는 말이 있다. 보리, 콩, 밀, 귀리, 땅콩 같은 곡류는 가스를 많이 만드는 것으로 알려져 있다. 쌀에 비해 위의 잡곡들은 흡수가 되는 비율이 낮고 섬유소도 많이 함유하고 있어 발효 과정이 왕성해지기 때문이다.

간혹 위 절제를 받거나 만성 췌장염이 있는 환자 중에 먹은 음식이 소장에서 흡수가 잘 안 되어 소화 안 된 음식물이 대장으로 내려와 발효되면서 많은 가스가 생기는 경우가 있다.

방귀 때문에 크게 문제 될 것은 없다. 주위 사람에게 약간의 불쾌감을 줄 뿐이다. 필자의 경험으로는 유당 분해 효소 결핍증 환자가 방귀를 하루 34회, 4시간 동안 1,400시시를 배출한 적이 있었다. 이 환자는 우유 속 유당이 흡수가 안 되어 대장 내에서 막대한 가스가 생겼던 것이고, 우유를 먹지 않게 함으로써 쉽게 해결되었다.

진료를 하다 보면 많은 환자들이 "배에 가스가 많이 찬 것 같다." "배가 빵빵하다." "부글거린다."라고 호소한다. 실제 이 환자들은 방귀의 횟수나 양도 정상이며 정밀한 방법으로 장내 가스를 측정해 보아도 200시시 정도로 정상인과 별 차이가 없는 경우가 대부분이다. 실제로 장내 가스가 많아진 것이 아니라 장이 정상적인 양의 가스에 예민하게 반응하기 때문이다.

환자들은 자신의 장에 큰 병이 생기지 않았나 걱정하지만 질병 때문에 가스가 많이 차는 경우는 드물다. 이때 천천히 음식을 먹게 하고, 금연시키고, 가스가 많이 생기는 보리, 콩, 옥수수, 밀, 땅콩, 우유 같은 음식을 적게 먹게 하면 어느 정도 호전된다. 특히 우유를 먹으면 설사를 하고 가스가 차는 유당 흡수 장애의 경우는 우유의 섭취를 금해야 한다. 마시는 우유뿐 아니라, 과자나 빵 등의 우유 성분이 많이 들어간 것도 피해야 한다. 골다공증이 있거나 성장하고 있는 청소년기라 우유 섭취가 꼭 필요하면 유당 분해된 우유나 발효유(요구르트-유당이 정상 우유가 100시시당 5그램인 데 비해 100시시당 1그램 정도 있다.)를 먹는 것이 도움이 되겠다.

위 절제를 받았거나 만성 췌장염이 있다면 소화 효소제(시판되는 약으로는 파자임, 베아제, 애니탈 등이 있다.)를 식사 중간 또는 직후에 먹으면 장내 가스를 줄일 수 있다. 약으로는 활성화된 숯가루, 시메티콘 등이 장내 가스 생성을 억제하는 것으로 알려져 있다. 또한 정제된 유사균이나 효모균 등은 가스 생성이 적어 이것들을 먹으면 대장 장내 세균총의 변화를 가져와 장내 가스 생성을 줄일 수 있다.

환자들이 가스가 많이 차서 생긴다고 생각하는 또 다른 증상은 트림이다. 누구나 식사 중이나 후에 한두 번쯤 트림을 하게 된다. 음식과 함께 위 속으로 들어간 가스가 어느 정도 양이 되면 나오는 것이다.

이렇게 정상적으로 식사 후에 나오는 트림과 달리 시도 때도 없이 연속적으로 트림을 하는 환자들이 있다. 그래서 이들은 대부분 위나 식도에 큰 병이 생기지 않았나 해서 병원을 찾게 된다. 그러나 이들 대부분은 내시경 검사 등 정밀한 검사를 해 보아도 위나 식도에 기질적 질환이 없고, 불안증, 건강 염려증 등 정신적인 문제 때문에 트림을 하는 것으로 알려져 있다. 실제로 이들 환자들은 자기도 모르게 공기를 식도까지 집어넣어 큰소리로 트림해 주위 사람에게 혐오감을 주고 자신도 괴로워하게 된다. 식도 조영 검사를 해 보면 공기가 위까지 들어가서 모였다 나오는 것이 아니라 식도까지만 들어갔다 나오는 것을 관찰할 수 있다. 트림의 원인이 이렇다는 것을 환자에게 주지시켜 의식적으로 공기를 삼키지 않게 하면 대부분의 트림은 멈추게 된다. 그러나 초기에는 대부분의 환자가 이런 사실을 인정하기를 완강히 거부한다. 계속 설명하고 환자를 이해시켜야 좋은 결과를 기대할 수 있다.

7

1주일에 세 번 화장실에 가면 변비?

변비와 숙변

지난 5년 동안 변비 때문에 고생이 이만저만이 아니었다는 45세 여성 환자 권 씨는 온갖 민간요법을 다 써 보았는데도 별 효과가 없어 필자의 외래를 찾았다. 그녀는 내변이 장 속에 오래 머물러 있으면 숙변이 되어 온갖 유해 물질이 나온다는 주위의 말에 따라 자주 장세척을 해 왔기에 피 검사 결과 전해질 이상까지 있었다. 변비가 있을 때 식이 습관, 배변 습관의 개선이나 적절한 하제 사용으로 고치지 않고 빈번한 장세척을 통해 고쳐 보려다 오히려 변비를 악화시키고 부작용까지 가져온 예다.

변이 장에 남아 해를 끼친다는 숙변의 유해론은 양의학, 한의학 어디에도 없다. 변비가 되어 병을 정상적으로 배출하지 못하는 경우 가스가 찬다든가 배가 부글거린다든가 식욕이 없는 등의 증상이 나타날 수는 있다. 또한 임산부나 장기간 병상에 누워 있는 사람에서는 변비가 심하면 변이 돌덩이처럼 굳어져 대장 패쇄를 일으켜 심한 복통, 구토를 일으키기도 하고 급성 복막염을 일으키기도 하므로 주의를 요한다.

배변의 양상은 민족에 따라 차이가 많은데 아프리카 세네갈 사람들은 아침, 저녁 적어도 하루 2번 이상 변을 보아야 정상이라고 생각한다. 또한 그 양도 하루 500그램 이상은 되어야 정상이다. 반면 서양인들은 1주일에 3번 이상, 우리나라 사람들은 하루 1번 정도 보는 것을 정상으로 간주하고 있다. 서양인들의 하루 대변 양은 하루 100그램 정도인데 비해 우리나라 사람들은 200~250그램 정도이면 정상 범위에 속한다.

이처럼 대변 횟수나 양에 차이가 많이 나는 이유는 각 민족에 따라 먹는 섬유소의 양이 다르기 때문이다. 그러나 같은 양의 섬유소를 먹더라도 내향적인 성격, 자신을 잘 내세우지 않는 사람, 저소득층, 교육 수준이 낮을수록 변의 양이 적다.

우리나라 사람들의 변비에 대한 역학 조사가 충분하지는 않으나 인구의 20퍼센트가 일생에 한 번 이상 자신이 변비에 걸렸다고 생각한다고 한다. 의학적으로 배변 횟수가 1주일에 3회 미만이고 병이 딱딱하고, 변 보기가 힘들어 배변 시 힘을 많이 줘야 하고, 변을 보고 나서도 항문 속에 변이 남아 있는 것 같은 잔변감이 있는 경우에 변비라 칭한다. 위의 여러 항목 중 두 개 이상이 있으며 이런 증상이 나타나는 기간을 합쳐 1년에 3개월 이상이 되면 만성 변비라 칭하게 된다.

변비는 여성이 남성에 비해 3배 이상 흔하고 교육 정도가 낮고 경제적으로 가난한 층에서 흔하게 나타난다. 또한 60세 이상이 되면 변비의 빈도가 급격히 증가한다. 그 이유는 소화 기관의 노인성 변화에 따른 기능 저하, 영양 섭취와 수분 섭취의 감소, 신체 활동의 저하, 약물 복용, 우울증 등 정신적 질환, 신경과적 질환, 당뇨병 등 내분비 질환뿐 아니라 치질, 치열 대장암 등 대장 질환의 빈도가 증가하기 때문이다.

변비가 생기는 원인은 매우 다양하다. 우선 섬유소를 적게 섭취하면 당연히 변비가 생긴다. 보리밥이나 잡곡밥에 고추를 된장에 푹푹 찍어 먹거나 상추쌈을 먹었던 시절에는 변비가 드물었으나 요즘 들어 계란 프라이에 커피 한 잔, 빵 한 쪽을 먹으면서 변비가 흔해졌다.

쌀겨가 거의 깎여 나간 하얀 쌀밥이나 계란, 고기 등에는 대변의 주성분이 되는 섬유소가 부족하다. 식물 껍질의 주성분인 섬유소는 창자 내에서 소화가 안 되고 스펀지가 물을 머금듯이 물을 잔뜩 머금어 장 운동을 촉진시키며 대변의 양을 늘린다. 섬유소는 물뿐만 아니라 창자 내에 있는 여러 가지 독성 물질이나 암 유발 인자들도 같이 흡착시켜 대변으로 내보내는 유익한 기능을 가지고 있다. 섬유소를 적게 먹는 것 이외에 직업적으로 변을 자주 참아야 하는 사람, 어릴 때 배변 훈련을 심하게 받은 사람, 학교 화장실이 너럽다고 학교에서 용변을 보지 않는 학생은 변비에 걸리기 쉽다.

변비는 정신적 긴장 때문에 생기기도 한다. 스트레스가 쌓이면 장의 운동이 저하되어 창자 내 내용물이 너무 오래 정체되고 물을 과도히 흡수해 버려 변이 적어지고 딱딱해지기 때문이다. 그래서인지 복잡한 도시에 사는 사람들이 농촌 사람들보다 변비에 더 잘 걸린다.

변비는 흔한 병이지만 그 원인을 찾는 것은 그리 쉽지 않은 경우가 많다. 우선 잘못된 식이 습관을 가지고 있지 않은지, 즉 섬유소가 거의 없는 식사를 하고 있지 않은지, 운동 부족인지, 배변을 참는 습관이 있거나 자주 참아야 하는 직장 생활을 하고 있는지, 심한 스트레스가 있는지 등을 따져 보아야 한다.

이런 것들이 없다면 다음 사항에 해당되는지 확인해 봐야 한다.

- 변비를 일으킬 수 있는 진경제, 진통제 복용 여부
- 당뇨병, 갑상선 기능 저하증 등 내분비 질환 여부
- 뇌졸중, 파킨슨병 등 신경계 질환 여부
- 장의 운동을 저하시키는 전신성 공피증, 홍반성 낭창증 등 결체 조직 질환 여부
- 대장의 협착을 가져올 수 있는 대장암, 염증성 장 질환, 게실염 등 대장의 국소 병변 여부
- 대장의 움직임이 특별한 이유 없이 무력해서 생기는 원발성 대장 무력증 여부: 원발성 대장 무력증은 아주 작은 링처럼 생긴 방사성 비투과성 표식자를 복용하게 한 후 5일간 이들의 움직임을 매일 단순 복부 촬영을 해 대장 통과 시간을 측정해 진단할 수 있다.
- 대장 출구 폐쇄증 여부: 표식자가 대장의 마지막 15센티미터 부분인 직장까지는 잘 내려가나 직장에서 밖으로 내보내지 못하는 병으로 장년기의 여성에서 흔하며 회음부이 근육이 약해져 배변 시 골반 하부가 밑으로 내려오면서 변이 직장에서 밖으로 나오지 못하게 되는 병이다.

변비가 생기면 처음부터 하제를 쓸 필요는 없으며 원인을 찾아 근원을 없애도록 노력해야 한다. 특별한 원인이 없는 경우라면 정상적인 배변 습관을 갖도록 하고 섬유소가 많은 채소나 과일을 적당량 섭취하면 대부분 변비는 쉽게 고칠 수 있다. 아침의 산보나 조깅, 계단 뛰어오르기, 복근 운동 등은 장의 운동을 활발히 해 변비 치료에 도움이 된다. 도시 생활의 긴장을 건전한 취미 생활로 푸는 것도 변비 치료의 또 다른

방법이다. 변비 약의 남용은 습관성을 기르고 배변 반사를 억제시켜 변비를 더 악화시킬 가능성이 있기 때문에 피해야 한다.

그러나 생활 습관, 배변 습관을 개선하고 섬유소가 풍부한 음식을 섭취해도 변비가 없어지지 않으면 하제를 사용해야 한다. 하제는 증상에 따라 잘 따져 보고 사용해야 한다. 하제는 크게 대변 양 자체를 많게 하는 섬유소가 주성분인 차전자피나 쌀겨로 만든 팽창성 하제, 변에 물기를 증가시키는 마그네슘이나 폴리에틸렌글라이콜이 주성분인 삼투성 하제, 대변을 부드럽게 하는 광물성 기름 등 윤활성 하제, 장 운동을 촉진시켜 변을 나오게 하는 피마자유, 비사코딜, 센나 등 자극성 하제 등이 있다. 시중에 나오는 대부분의 하제는 자극성 하제이다.

장 마비 등이 없는 정상적인 장의 기능을 가지고 있으면 팽창성 하제, 삼투성 하제, 윤활성 하제 등을 먼저 사용해 보는 것이 바람직하며, 이에 반응하지 않으면 자극성 하제를 추가해야 한다.

관장은 변비가 오래되어 변이 돌처럼 굳어졌거나 하제에 반응하지 않는 경우에만 한다. 더구나 변을 잘 보는 경우, 있지도 않은 숙변을 없앤다고 관장을 하거나 하제를 사용하는 것은 피해야 한다. 배변 반사를 억제해 오히려 변비를 만들 수 있을 뿐만 아니라, 전해질 이상을 일으키거나, 심한 경우 세균총의 생태계가 깨져 위막성 대장염을 일으키는 등 부작용만 초래하기 때문이다.

8

원인 없는 설사는 없다!

설사

월남전 당시 야전 병원 입원 환자의 병명 중 전상(전쟁터에서 입은 상처) 다음으로 흔한 것이 설사였다고 한다. 지금도 1세 이하의 영아 사망의 주요한 원인이 설사이다.

설사는 누구나 몇 번씩은 경험을 가지고 있다. 아주 묽은 변을, 자주 그리고 한꺼번에 많이 보게 될 때 설사라 한다. 보통 하루 3회 이상 보게 되며 그 양이 500시시를 넘어서게 된다.

항문 괄약근이 약해져 생긴 대변실금 때문에 시도 때도 없이 변을 지리게 되는 경우나 심한 과민성 대장 증후군의 경우 변을 하루 5~6회 이상 보지만 대변의 양이 500시시 이하이므로 설사 축에는 끼지 못하고 "가성 설사"라고 한다.

설사의 원인은 매우 다양하다. 며칠 안 된 급성 설사의 대부분은 병원성 생물로 인한 감염성 설사이거나 약물로 인한 것이 대부분이다. 식중독을 일으키는 여러 가지 세균, 이질균, 장티프스균, 여러 바이러스, 원충, 기생충 등이 감염성 설사의 주범이다. 설사를 일으킬 수 있는 약물은 부지기수로 많다. 약 설명서에 보면 잘 나와 있다.

설사가 1개월 이상 된 만성 설사의 경우는 그 원인이 매우 복잡해 일일이 열거하기가 힘들 정도이다. 1~2일에 지나가는 설사는 문제 될 것이 없다. 그러나 심한 열이 동반되거나, 설사와 함께 피가 나오거나, 설사가 너무 심해 탈수가 되었다거나, 설사가 4~5일 이상 지속될 때는 장에 심한 염증, 허혈 등 기질적 질환이 있는 경우이므로 전문의의 진단으로 그 원인을 찾아야 한다.

집단 식사 후 여러 사람이 함께 걸린 설사는 틀림없이 식중독이겠고, 여행 도중에 물을 갈아 먹고 생긴 설사는 대장균으로 인한 여행자 설사일 가능성이 가장 높고, 캠핑 가서 개울물 먹고 생긴 설사는 지아르디아 같은 원충이 원인일 것이고, 인도 갠지스 강 유역의 여행 후 생긴 설사는 콜레라나 세균성 이질일 가능성이 높다.

대부분의 급성 설사는 대변 검사로 쉽게 진단할 수 있다. 배변 후 금방 채취한 온기가 남아 있는 대변은 설사의 원인을 찾아내는 데 결정적인 역할을 하며 설사의 원인인 기생충, 원충 등을 쉽게 찾을 수 있다.

대변 검사만큼 중요한 것이 환자가 최근 먹고 있는 약의 종류를 알아보는 것이다. 환자가 다른 병 때문에 먹고 있는 약이 설사의 원인이 되는 경우가 의외로 많다.

1~2개월 이상 된 만성 설사의 경우도 대변 검사가 역시 중요하다. 민물고기를 날로 먹어 걸리는 기생충, 오염된 식수나 개울물을 먹고 생긴 원충 감염, 에이즈 환자에서의 아메바나 크립토스포리디움 같은 충, 필리핀 루손 섬에서 민물고기를 먹은 후 걸린 카피라리아필리피엔시스충 (우리나라에서도 발견된 적이 있다.) 등은 경험 있는 미생물 검사의는 쉽게 진

단을 내릴 수 있다.

　만성 설사를 일으키는 대장 및 소장의 대표적 질환으로는 궤양성 대장염, 크론병 같은 염증성 장 질환, 대장 결핵, 허혈성 장 질환, 대장 게실 등이 있다.

　젊은 여성 환자에서는 반드시 먹고 있는 약을 조사해야 한다. 다이어트용으로 설사를 일으키는 하제를 먹고 있으면서 약 먹는 것을 잊고 말하지 않거나 속이는 경우가 종종 있기 때문이다. 만성 설사를 호소하는 젊은 여성 환자가 입원하면 환자의 동의 없이 의사는 간호사와 함께 환자의 소지품 검사를 해야 하는 고충을 감수해야 할 때도 있다.

　설사는 우리 몸의 일종의 방어 기전이다. 자극성이 심하거나 독극물을 먹으면 토하는 것처럼 설사도 장에 내려온 나쁜 것들을 빨리 내보내는 작용을 한다. 세균성 이질 같은 경우 설사를 막는 지사제를 함부로 쓰면 이질균이 배출되지 않아 병이 더 오래 지속되는 것을 종종 보게 된다. 대부분의 급성 설사는 원인을 찾아내거나 치료를 한다고 서두를 필요가 없다. 소장, 대장의 훌륭한 방어 기능이 있기 때문에 대부분 1~2일 사이에 저절로 좋아진다. 지사제, 근거 없이 쓰는 항생제 등은 오히려 병을 악화시킬 수 있다는 것을 명심해야 한다.

　설사로 탈수가 생기면 어린이나 노약자에게 치명적일 수 있으므로 주의해야 한다. 설사를 멎게 한다고 굶어서는 안 된다. 시중의 스포츠 음료도 좋은 탈수 치료제이니 급할 때 이용하는 것도 좋겠다. 집에서도 쉽게 탈수 치료제를 만들 수 있다. 끓인 물 1리터에 설탕 4찻숟가락, 소금 1찻숟가락의 비율로 섞어 먹으면 탈수를 예방할 수 있다. 구토 증세가 있어 입으로 수분 공급이 불가능하거나 병원에 도착 시 탈수가 아주

심해 쇼크 상태라면 혈관을 통해 링거액이나 하트만액 등을 주사해야
한다.

만성 설사의 경우는 어떻게든 원인을 찾아야 한다. 그 원인을 모르고
대증 요법으로 치료만 하는 것은 끝이 없기 때문이다. 그러나 안타깝게
도 10~20퍼센트에서는 원인을 찾지 못해 이 병원 저 병원을 찾아다니
게 되는 것이 만성 설사이다.

9

피를 토하거나 까만 대변을 보았다면

토혈과 흑변

피를 토하면 환자나 보호자가 무척 당황한다. 커피 찌꺼기처럼 변한 피를 토하고 자장 같은 까만 대변을 보게 되는 것은 식도, 위, 십이지장 같은 상부 위장관에서의 출혈을 의미한다.

위장관 출혈은 임상에서 흔히 볼 수 있는 응급 상황으로 신속히 치료 해야 하며 원인을 제거하지 않으면 환자를 죽음으로 몰고 갈 수도 있다. 현대 의학의 눈부신 발전에도 불구하고 40년 전이나 지금이나 심한 위 장관 출혈로 인한 사망률은 10퍼센트로 변함이 없다.

위장관 출혈이 생기면 피가 위 속의 산과 반응해 시커먼 핏덩어리, 때 로는 커피 찌꺼기처럼 변한 피를 토하게 된다. 빨간 피가 기침과 같이 나 오면 위장관 출혈보다는 기관지나 폐에서 나오는 경우이다. 위장관 출 혈 시, 출혈이 아주 빠르고 심할 때는 새빨간 피가 입으로 콸콸 나올 때 도 있지만 보통 위장에서 나온 피는 커피 찌꺼기를 물에 풀어 놓은 모양 으로 구토를 하게 되며 토하지 않은 피는 소장, 대장을 통과해 항문으로 나오게 된다.

위나 십이지장에서 나온 피는 소장과 대장을 거쳐 항문까지 나오면서 소화 효소, 세균으로 인해 변성이 되어 찐득찐득한 자장처럼 변하게 된다. 이것을 흑변이라 하며 냄새가 아주 고약하다.

노인이나 의식이 좋지 못한 사람에서의 토혈은 주요한 사망 원인이 된다. 핏덩어리가 폐로 들어가 질식을 일으키기 때문이다. 누워 있으면서 토혈을 하는 경우에는 반드시 머리를 한쪽으로 돌려 질식하지 않도록 해야 한다.

상부 위장관 출혈의 흔한 원인은 동양과 서양이 다르다. 동양에서는 식도 정맥류, 위궤양, 급성 출혈성 위염, 위암, 식도 열상의 순서이고 서양에서는 위궤양, 급성 출혈성 위염, 식도 정맥류, 식도 열상의 순이다. 우리나라에서는 간경변증으로 인한 식도 정맥류 출혈이 상부 위장관 출혈의 제일 흔한 원인이며 주요한 사망 원인이 된다.

상부 위장관에서 출혈을 하지 않고도 피를 입으로 토할 때도 있다. 코에서 나온 피나 폐 기관지 출혈 시 각혈을 하다 피가 위로 넘어가 토하게 된 경우이겠다.

상부 위장관에서 대량 출혈이 있으면 환자는 쇼크에 빠지게 된다. 얼굴이 창백하고 식은 땀이 나며 맥이 빨라지고 약해지며 호흡이 가쁘게 된다. 혈압이 많이 떨어지고 맥이 빨라질수록 출혈량이 많아지므로 응급 수혈 등 적절하고 빠른 치료를 하지 않으면 환자는 사망에 이르게 된다.

상부 위장관 출혈 환자에서 위 내시경 검사만큼 중요한 것은 없다. 환자가 응급실에 도착하자마자 즉시 콧줄을 위 속에 집어넣어 위 속의 핏덩어리를 세척해 낸 후 응급 내시경 검사를 실시해야 한다. 출혈 부위와 원인을 알았을 때와 몰랐을 때는 그 예후가 천양지차로 다르기 때문이다. 서울 대학교 병원에서 과거 250명 정도의 상부 위장관 출혈 환자를 조사해 본 바로는 출혈 부위나 원인을 모르는 경우는 사망률이 40퍼센트에 육박했고 출혈 원인을 알고 치료했던 경우는 사망률이 5~10퍼센트로 큰 차이를 보였다.

위장관 출혈 시 내시경 검사로도 10~20퍼센트에서는 출혈 원인을 찾지 못한다. 이때는 혈관 조영술, 핵의학 검사 등을 동원해 가능한 한 출혈 원인을 찾도록 노력해야 한다.

토혈이 심해 쇼크 상태에 빠지면 빨리 수혈을 해 환자를 쇼크 상태에서 벗어나게 해야 한다. 동시에 내시경 검사 등으로 출혈 원인을 찾아 이를 치료해야 한다.

최근에는 내시경을 이용한 효과적인 지혈 방법이 많이 개발되어 널리 쓰이고 있다. 예를 들어 식도 정맥류의 경우는 내시경을 이용한 경화 치료나 고무 밴드 결찰법, 궤양이나 위염의 경우는 내시경을 이용한 전기 응고법, 레이저 조사법, 경화제 주사법, 내시경 클립법 등이 이용되고 있다. 이 밖에 혈관 조영술을 이용해 혈관 색전을 시켜 지혈시키는 방법도 있다. 이런 방법으로도 지혈이 되지 않으면 외과 의사의 손을 빌려야 한다. 위장관에서의 출혈이 멎은 후라도 2~3일은 금식을 시키고 재출혈이 있는가를 면밀히 조사해야 한다.

10

휴지에 빨간 피가 묻어 나온다면

혈변

항문에서 피가 나오는 경우 여러 형태가 있다. 휴지에 빨간 피가 묻어 나오는 경우부터 대변 시 피가 뚝뚝 떨어져 변기가 새빨갛게 되는 경우, 대변 볼 때 변 주위에 피가 묻어 나오는 경우, 대변 속에 피가 섞여 나오는 경우, 대변에 피와 고름이 한꺼번에 섞여 고약한 냄새가 나는 썩은 팥죽처럼 되는 경우 등 다양하다. 때로는 피가 장내에서 오래 지체되어 세균이나 소화 효소로 인해 완전히 변해 찐득찐득한 자장처럼 진한 갈색의 묽은 물질로 변하기도 한다. 이를 흑변이라고 한다. 위장관 내에서 출혈이 없어도 철분제, 비스무스 성분이 들어 있는 제산제나 지사제, 감초 등을 먹었을 때 변이 새까맣게 나오나 흑변처럼 찐득찐득하지 않고 변 냄새 외에는 고약한 냄새가 나지 않는다. 간혹 출혈양이 아주 적어 단단한 흑변으로 나오는 수도 있으므로 이때는 잠혈 반응 검사로 피인지 착색이 된 것인지 구별해야 한다.

빨간 피가 나오면 대장 중에서도 항문 쪽에 가까운 하행 결장, 직장 또는 항문 쪽에서 출혈이 있는 것이고 흑변이 나오면 위나 소장 또는 대장 중에서도 항문에서 가장 먼 상행 결장에서 출혈이 생긴 것이다. 상행 결장에서의 출혈은 출혈량과 속도에 따라 빨간 피로 나오거나 흑변으로 나오기도 하고, 빨간 피와 흑변이 교대로 나올 때도 있다.

혈변의 원인은 주로 대장과 항문의 병 때문이지만 15퍼센트 정도는 위나 소장 등 대장의 위쪽에서 생긴 병 때문이다. 대장 출혈을 일으키는 병은 그 빈도 순으로 대장 게실, 대장 혈관 기형, 대장암, 궤양성 대장염, 크론병 같은 만성 염증성 질환, 이질 같은 감염 질환, 허혈성 장염 등이 있다.

그러나 항문으로 피가 나오는 가장 흔한 원인은 항문에 생긴 치핵이나 항문이 찢어져 생기는 치열 때문이다. 혈변이 있어 항문 수지 검사로 치핵으로 진단받은 성인에서 주의해야 할 것은 치핵이 있는 항문 위쪽 대장에 대장암 등 다른 병이 병발되어 있을 가능성이 있으므로 성인이라면 반드시 대장 내시경 검사로 전체 대장을 관찰해 보아야 한다. 치핵 수술을 하고 나서 혈변이 계속되어 대장 검사를 해 보았더니 대장암이 있었다는 경우가 종종 있기 때문이다.

혈변이 있어도 눈에 보이지 않는 경우가 있다. 출혈의 양이 100~200시시 이하로 적을 때이다. 피가 대변 속에 숨어 있어 잠혈이라고 부르는데, 이때는 잠혈 반응 검사를 통해 대변 내 피가 있는 것을 확인할 수 있다. 잠혈 반응 검사에서 양성이면 60퍼센트는 대장에서 나온 것이고 20퍼센트는 위나 소장에서 출혈된 것이다. 건강 검진을 받은 사람 2~5퍼센트에서 잠혈 반응 검사가 양성으로 나오는데 이때는 반드시 대장 내시경 검사를 받아야 한다. 잠혈 반응 검사에서 양성인 환자 중 20~40퍼센트에서 대장 내 용종이 발견되며 2~5퍼센트에서 대장암이 발견되기 때문이다. 대장암의 조기 발견을 위한 선별 검사로 45세부터 매년 대변 잠혈반응 검사를 권하는 것도 이 때문이다.

그러나 안타깝게도 대장에서의 출혈은 대장 내시경 검사, 방사선 혈관 촬영술, 동위 원소 검사 등 정밀한 검사 방법을 동원해도 실제 20퍼센트 정도는 그 원인을 찾지 못해 치료에 어려움을 겪게 된다.

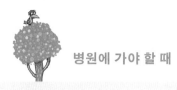

병원에 가야 할 때

● **소화 불량증이 있을 때**
①최근 갑자기 소화 불량증이 생겨 2~3주 이상 지속될 때
②체중 감소가 동반될 때
③식욕 부진, 구역, 구토가 동반될 때
④소변이 진한 황갈색일 때(간염일 가능성이 높다.)

● **구역 및 구토가 있을 때**
①심한 복통 후에 구역과 구토가 있을 때
②식후 2~3시간 후에 구역과 구토가 있을 때(밥을 먹는 도중이거나 직후의 구역과 구토는 정신적 원인이 많다.)
③구토로 복통이 일시적으로 사라질 때
④구토물에서 썩은 냄새가 날 때
⑤소변이 진한 황갈색일 때(간염일 가능성이 높다.)
⑥심한 두통, 어지럼증이 동반될 때
⑦심한 식욕 부진이 동반될 때

● **속쓰림이 있을 때**
①속쓰림이 공복 시에 일정하게 오며, 뭐라도 먹으면 좋아질 때
②새벽 1~2시에 속쓰림 때문에 잠에서 깰 때
③흉골 밑이 타는 것 같은 속쓰림이 있으며 신물이 넘어오고 입안에 군침이 많이 고일 때
④40~50대에서 속쓰림이 갑자기 생겨 2~3주 이상 지속될 때
⑤체중 감소가 동반될 때

● **연하 곤란이 있을 때**
증상을 막론하고 무조건 병원에 가야 한다.

● **복통이 있을 때**
①배가 너무 아파 견디기 힘들 때
②진통제로도 도저히 복통이 사라지지 않을 때
③복통이 시간이 지날수록 점점 심해질 때

④심한 복통 후에 구역과 구토가 따라올 때(순서가 중요하다.)

⑤배가 만지지 못할 정도로 아프며 송판처럼 딱딱할 때

⑥심한 열이 동반될 때

⑦항문으로 피가 나올 때

● 방귀와 복부 가스가 있을 때

대부분 병원에 가지 않아도 된다.

보리, 콩, 밀, 귀리, 땅콩 같은 곡류를 최근에 많이 먹었는지, 평소에 우유를 안 먹던 사람이 갑자기 과량의 우유를 마셨는지 따져 본다.

● 트림이 있을 때

2~3일 이상 지속될 때를 제외하고는 대부분 병원에 가지 않아도 된다.

● 변비가 있을 때

①배변 횟수가 1주일에 3회 미만일 때

②변이 너무 딱딱하거나 보기 힘들 때

③변을 보고 나서도 잔변감이 심할 때

④항문 출혈이 있거나 변에 피가 섞여 나올 때

⑤성인일 경우 갑자기 변비가 생겼을 때

⑥배가 아파 잠에서 깰 때

⑦체중 감소가 동반될 때

● 설사가 있을 때

①4~5일 이상 설사가 지속될 때

②섭씨 38도 이상의 열이 날 때

③탈수가 심할 때

④동남아, 인도, 러시아 등을 여행한 후 설사가 생겼을 때

● 토혈과 흑변, 혈변이 있을 때

무조건 소화기 전문의 진료를 받아야 한다.

심한 위장관 출혈로 쇼크 상태이면 촌각을 다퉈 병원 응급실로 직행해야 한다.

Ⅱ

팔방 미인, 위

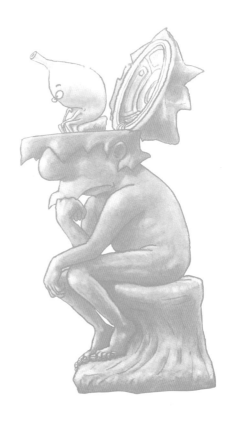

1

위장에 또 하나의 뇌가 있다

위가 하는 일

밥을 먹지 않은 상태의 위는 매우 볼품없게 생겼다. 어른 손바닥만 하고 쭈글쭈글하며 가죽으로 만든 물 주머니 같다. 위 속에 공기를 집어넣어 보면 한 번에 1,500~2,000시시까지 들어간다.

초식 동물은 위가 서너 개 있다. 예를 들어 되새김질을 하는 소의 위는 혹위, 벌집위, 겹주름위, 주름위 4개로 구성되어 있다. 혹위와 벌집위에서 되새김질한 음식물은 겹주름위와 주름위로 보내 소화시킨다. 혹위에는 미생물이 공생하고 있어 먹은 풀의 거친 셀룰로오스를 분해하는데 사람들이 흔히 "양"이라고 칭한다. 겹주름위는 사람들이 "천엽"이라고 부른다. 진짜 위의 역할을 하는 것은 주름위이다.

사람은 위가 하나 있다. 사람의 위에서 위쪽 반을 차지하는 체부는 먹은 음식물을 저장하는 창고 역할을 한다. 체부는 신축성이 아주 좋아 팽만감을 느끼지 않고 한 번에 많은 음식을 먹을 수 있다. 사람이 한 끼에 먹는 음식의 양을 생각해 보자.

밥 한 그릇, 국 한 대접, 김치, 고기, 나물 등을 웬만큼 먹어서는 배부른 것을 모른다. 이는 초식 동물에서 공통적으로 관찰되는 현상으로 한꺼번에 많이 먹어 두었다가 안전하고 조용한 곳에서 천천히 소화하려는 데 그 목적이 있다고 한다.

위의 아래쪽 반을 차지하는 전정부는 체부와 달리 음식을 잘게 부수어 소장으로 내려보내는 역할을 한다. 입에서 아무리 잘 씹어도 음식물의 크기는 수 밀리미터가 되나, 전정부에서는 이것들을 맷돌과 같이 아주 잘게 부수기 때문에 음식물이 위를 떠나 소장으로 내려갈 때는 1밀리미터 이하의 작은 입자가 되므로 소장에서 쉽게 소화 흡수된다.

위의 저장, 분쇄, 배출 기능은 음식물의 양, 종류 및 농도에 따라 좌우된다. 기름진 음식을 먹은 후 오랫동안 배가 그득한 것은 바로 위 배출 기능이 억제되었기 때문이다. 오랫동안 누워 있거나, 당뇨병이 있거나, 갑상선 지하증이 있거나, 복부 장기에 염증 병변이 있을 때 소화 불량증이 되는 것도 바로 위 배출 기능의 저하 때문이다.

위의 또 다른 중요한 기능은 펩신을 분비해 음식물의 소화를 돕고 위속에 강한 염산을 분비해 음식물과 같이 들어오는 독소, 세균 등을 무력화시키는 것이다. 산을 제거하는 제산제나 산 분비 억제제를 오랫동안 복용하면 세균 감염이 잘 일어남은 잘 알려져 있다. 펩신은 단백질을 분해하는 소화 효소로 반드시 필요한 것은 아니나, 위를 다 잘라 내면 단백질의 소화 흡수에 어느 정도 장애를 받아 중요성이 인정되고 있다.

또한 위 점막에서는 내인성 인자라는 물질을 분비해 우리가 먹은 음식물 내의 비타민 B_{12}를 흡수하는 데 결정적 역할을 한다. 위암으로 위를 절제하게 되면 내인성 인자의 분비가 줄어들어 비타민 B_{12}가 흡수되지 않아 비타민 B_{12} 결핍증이 생긴다. 위 절제를 받은 환자에서 4~5년

이 경과 후 거대 적아구성 빈혈과 보행 이상, 치매, 진동과 위치 감각 소실 등 신경 증상을 종종 관찰하게 되는 것은 바로 이 때문이다.

위의 이런 복잡한 기능은 신경과 호르몬을 통해 뇌와 깊이 연관되어 있다. 혹자는 위장에 또 하나의 뇌가 있다고 한다. 맛있는 음식을 보는 것만으로도 입속에 침이 고이고 위는 운동을 시작해 위산과 소화 효소를 분비하는 것은 실험적으로 잘 알려져 있다. 최근 위장병이 많아지는 것도 복잡하고 스트레스 많은 현대 생활이 큰 이유가 될 것이다. 위를 튼튼하게 해 잘 먹고 잘 소화하려면 정신 건강이 우선되어야 한다.

광고는 과학이 아니다!

헬리코박터 파일로리를 꼭 없애야 하나?

과거에는 정상적인 위 속에는 균이 상주할 수 없다고 생각했다. 위 속에는 염산이라는 강한 산이 있기 때문에 아무리 독한 균이라도 살아날 재간이 없다고 여겼기 때문이다. 100여 년 전부터 사람이나 동물의 위 속에 균이 있다는 몇몇 학자들의 보고가 있었으나 위 속에는 균이 살 수 없다는 틀린 정설에 밀려 빛을 보지 못했다.

그러나 1983년 오스트레일리아의 두 의사, 배리 마셜(Barry J. Marshall)과 로빈 워런(J. Robin Warren)이 위염 환자의 위벽에 붙어 살고 있는 균의 배양에 성공함으로써 위염, 위궤양, 나아가 위암의 원인 규명이나 치료에 있어서 획기적인 전기를 마련하게 되었다. 워런은 1970년대 초부터 만성 위염 환자의 점막을 떼어 내 은염색을 했을 때 나선균이 있다는 것을 발견하고 마셜과 함께 위염과의 인과 관계를 꾸준히 파고든 결과, 이런 커다란 개가를 올리게 되었다.

이들은 세균에 감염된 위염 환자에게 항생제를 투여하면 세균이 사라지며, 위염도 좋아지는 것을 확인하고는 자신들이 이 세균을 직접 먹어 위염이 발생함을 증명함으로써 인과 관계를 분명히 밝혔다. 당시 로열 퍼스(Royal Perth) 병원의 수련의였던 마셜은 이 세균의 배양에 번번이 실패했으나, 휴가 중 며칠간 연구실을 비우는 사이에 균의 배양 조건, 즉 산소가 많아도 안 되고 없어도 안 되는 미호기 조건이 우연히 맞아떨어져 커다란 행운을 잡게 되었다. 사실 단순한 행운이라기보다는 한 가지 일에 꾸준히 파고든 과학도의 쾌거이겠다. 큰 박수를 보낸다.

헬리코박터 파일로리는 어떤 세균이며 어떻게 찾아내나?

이 세균의 이름은 헬리코박터 파일로리이다. 그런데 어떻게 강한 산이 포진한 위 속에서 살아남을 수 있을까?

헬리코박터 파일로리의 모양은 다른 세균과 크게 다르지 않다. 조그만 실타래처럼 생겼으며, 그 크기는 현미경의 고배율에서만 보일 정도로 작다. 길이는 2~7마이크로미터(μm)이고, 폭은 0.4~1.2마이크로미터 정도이다. 세균의 껍데기에는 7~8개의 섬모가 늘어져 있어 풀어진 짚신처럼 보인다. 여러 개가 한꺼번에 무리 지어 보이기 때문에 어떤 학자들은 날아가는 갈매기 같다는 서정적인 표현을 하기도 한다.

그러나 이 세균이 다른 세균과 크게 다른 점이 두 가지 있다. 활발한 운동 능력이 있고 강력한 요소 분해 효소를 생산할 수 있다는 점이다. 위벽 바로 위에는 끈끈한 점액이 덮여 있어 웬만한 생물은 이곳을 뚫고 들어갈 수가 없으나 이 세균은 표면에 있는 5~6개의 편모를 이용해 미꾸라지가 진흙 속을 뚫고 지나가듯이 점액을 통과해 위 점막 표면에 안착할 수 있다. 위 내강과 달리 위 점액으로 덮여 있는 위 점막 표면은 산도가 아주 낮아 세균이 상주할 수 있게 된다. 또한 이 세균의 요소 분해 효소 생산 능력은 다른 균에 비해 100배 이상 높아, 세균 주위의 요소를 분해해 암모니아를 만들어서 자기 주변에 염기성 보호대를 형성하기 때문에 위 속 염산의 공격을 이겨 낼 수 있다.

위 속에 헬리코박터 파일로리가 있는지 알아보는 흔히 하는 방법으로는 내시경을 이용해 위 점막 조직을 채취한 후 조직에서 세균 염색을 하거나, 조직에 붙어 있는 세균을 배양하거나, 요소 반응 검사를 해 보는 것이다. 내시경 검사를 하지 않고도 환자의 피를 뽑아 이 세균의 항체 유무를 검사하기도 하나 균을 없애고 난 후에도 1년 이상 항체가 존속되어 가양성으로 나오므로 해석에 주의가 필요하다.

세균이 분비하는 요소 분해 효소를 이용한 호기 배출 검사가 가장 정확도가 높아 치료 후 제균 여부를 알아보는 데 흔히 사용된다. 어떤 검사나 장단점은 있기 마련이나 그 검사 성적은 비슷비슷해서 환자의 90퍼센트 이상에서 정확히 세균을 찾아낼 수 있다.

헬리코박터 파일로리의 감염 경로

위 속에 상주하는 헬리코박터 파일로리라는 세균은 전 세계 인구의 절반 이상이 가지고 있으리라 추정하고 있다. 이 세균은 한번 위 속에 들어오면 저절로 없어지는 일은 드물고 수십 년 내지 일생 동안 가지고 살게 된다. 대부분의 경우 만성 위염의 상태로 증상이 없이 지내게 되며, 이중 아주 일부분에서만 소화성 궤양, 위암, 임파종이 발생하게 된다.

이 세균의 감염률은 나라에 따라 큰 차이를 보인다. 그 나라의 경제 상태가 나쁠수록 감염률이 높고, 미국과 유럽처럼 경제 상태가 좋을수록 감염률이 낮다. 어느 나라에서나 유아기에서는 감염률이 낮고 연령이 증가할수록 감염률도 높아진다. 개발 도상국이나 미개발국 같은 경제 상태가 나쁜 나라에서는 영유아기부터 감염이 시작되어 감염률이 수직 상승해 10세 전후에 절반 정도가, 20세를 넘으면 80퍼센트가 이 세균에 감염되어 있다.

미국과 유럽 선진국 합산 통계에서는 10세 이전에 감염률은 매우 낮으며 성인 평균 감염률도 40~50퍼센트에 불과하다. 미국에서 헬리코박터 파일로리의 감염률은 총 인구 대비 30퍼센트 미만으로 특히 30세 이전에서는 10퍼센트 미만이다.

최근 수십 년간 산업화된 국가에서의 이 세균의 감염률은 상당히 줄어들었다. 20세기 후반, 위생 상태가 호전됨에 따라 헬리코박터 파일로리의 감염률이 현저히 줄어든 것은 우리나라에서도 마찬가지다. 1980년대 우리나라에서의 감염률은 80퍼센트 이상을 상회한다는 보고가 있었으나 2005년 대한 헬리코박터 파일로리 연구회의 조사에 따르면 65퍼센트로 감소했고 특히 20~30대에서는 20~30퍼센트로 감염률이 현저히 낮아졌다.

미국과 유럽 선진국에서의 조사에 따르면 집안에 아이들의 수가 많을수록, 교육 정도가 낮을수록, 집안의 위생 상태가 나쁠수록, 집안에 더운 물을 마음대로 쓸 수 없을수록 감염률이 높아 이 세균이 사람에서 사람으로 전파되는 것으로 생각하고 있다.

전파 경로는 대변에서 입으로, 입에서 입으로, 위에서 입으로 등 여러 가설이 제시되었으나 아직 확실한 정설은 없다. 유아기에 감염률이 높은 일부 지역에서는 어린아이에게 어머니나 할머니가 음식을 씹어 먹이는 것이 주원인일 것이라는 설도 있다. 페루에서는 수돗물이 감염원이 되어 한 지역에 폭발적 감염이 된 보고도 있다.

헬리코박터 파일로리와 위장 질환

이 괴상한 세균은 우리 몸 중에서 오직 위벽에만 붙어 살 수 있다. 이 세균에 감염되면 거의 모든 예에서 위염이 발생하나 초기에 항생제를 투여해 이 세균을 없애면 위염이 좋아진다.

그렇다고 이 세균으로 인한 위염이 우리나라 사람에게서 흔한 소화 불량증의 주원인일까 하는 데에는 논란의 여지가 많다. 혹자는 소화 불량증 환자에서 이 세균을 없앰으로서 증상이 현저히 개선되는 것을 관찰하고 치료를 적극 권장하고 있으나, 아직 유보적인 입장을 취하고 있는 의사들이 더 많다. 특히 아무 증상이 없는 위염 환자에서 세균이 있다고 이 세균을 치료하여야 할 것인가에 대해서는 반대를 표하는 학자들이 많다.

위궤양이나 십이지장궤양과의 관계는 어떨까? 우리나라 인구의 70~80퍼센트가 이 세균에 감염되어 있다고 하나 이중 1퍼센트 정도만 이 궤양을 가지고 있다. 위궤양 환자의 70~80퍼센트, 십이지장궤양 환자의 90퍼센트 정도에서 이 세균이 발견되는데 이 상관 관계를 어떻게 해석해야 할까?

씨 뿌린 데 다 싹이 나는 것은 아니다. 씨가 좋아야 하고 토양이 잘 맞아야 싹이 나는 이치와 같다. 체질적으로 궤양이 걸릴 가능성이 높은 사람이 이 세균에 감염되었을 때 궤양이 생기리라 생각된다.

이는 재발률의 차이를 보면 확실히 알 수 있다. 궤양 치료제로 십이지장궤양을 완치한 후 이 세균을 제균하지 않고 1년을 두고 보면 재발률이 70~80퍼센트에 이르나, 이 세균을 없애 버리면 재발률이 10퍼센트 이하로 뚝 떨어진다.

무엇이 원인인지 확실히는 잘 모르나 십이지장궤양에 걸릴 가능성이 높은 사람에게 헬리코박터 파일로리가 감염되었을 때 제균하지 않으면 궤양이 생기고 궤양이 치유된 후라도 이 세균이 그대로 있으면 재발한다. 그래서 1994년 미국 국립 보건원은 소화성 궤양의 경우 처음 발병했거나 재발했거나에 관계없이 세균이 위 점막에서 발견되면 궤양 치료제와 이 세균을 없앨 수 있는 항생제의 병합 투여를 권장했다.

우리나라에서 제일 발병 빈도가 높은 위암과 헬리코박터 파일로리가 관련이 있을까? 세계 보건 기구가 이 세균을 1급 암 유발 인자로 분류했지만 아직 확실한 인과 관계는 증명되지 않았다. 다만 만성 위염의 상태로 지나다가 위 점막의 위축과 장형화생, 이형성이라는 변화를 거쳐 아주 일부분에서만 위암의 발생할 수 있으리라 생각되고 있다.

외국의 보고를 보면 헬리코박터 파일로리에 감염된 지 30년이 경과하면 약 50퍼센트에서 위염이 발생하고, 약 40퍼센트에서 장형화생이 생기며, 약 8퍼센트에서 이형성이 생기고 1퍼센트에서 위암이 발생한다고 한다.

홍콩의 의사들이 중국 동남부 푸젠 성에서 1,600명을 대상으로 시행해 2004년에 발표한 대규모 연구 결과에는 헬리코박터를 치료한 군과 치료하지 않은 군에서의 7년 6개월간 경과 관찰 시 두 군 모두 1퍼센트 정도에서 위암이 발생해 발생률에 차이가 없었다.

단 헬리코박터 파일로리에 감염되어 있었으나 장형화생이나 이형성 세포 등 전암 병변이 없는 깨끗한 위 점막을 가지고 있는 환자들을 두

군으로 나누어 한 군은 제균 치료를 하고 다른 군은 세균을 그대로 두고 장기간 관찰했을 때, 제균 치료를 한 군에서는 1예에서도 위암이 발생하지 않았으나 세균을 그대로 둔 군에서는 500예 중 6예에서 위암이 발생해 대조를 이루었다. 따라서 이 연구에서 헬리코박터 파일로리에 감염되어 있더라도 장형화생이나 이형성 세포 등 전암 병변이 없는 경우에만 헬리코박터 파일로리 제균이 위암 예방 효과가 있음을 알 수 있었다.

이는 위암의 예방을 위한 헬리코박터 파일로리 제균은 일찍, 즉 위 점막 세포의 변성이 있기 전에 해야 효과가 있지, 위 점막 세포의 장형화생이나 이형성 변화가 온 후에는 세균을 없애도 아무 효과가 없으리라는 중요한 사실을 말해 주고 있다.

다시 말해 이 세균이 감염되어 20~30년이 지나 위벽에 장형화생이나 이형성이 생긴 50~60대에서 이 세균을 없애더라도 위암 예방에는 효과가 없다 하겠다.

헬리코박터 파일로리 모두 제균 치료해야 하나?

우리 위 속에 상주하면서 위염을 일으키고, 위궤양, 위암, 임파종을 발생시키기도 하는 이 세균을 어떻게든 없애야 할 것 같다. 별로 증상이 없어도 자기 몸속에 세균이 살고 있다는 것은 매우 꺼림칙한 노릇이다.

의사 중에도 세균만 발견되면 무조건 치료해야 한다는 소신을 가지고 있는 사람들도 있고, 선택적으로 치료해야 한다는 주장을 하는 사람들도 있다. 미국 국립 보건원은 1994년 이와 같은 이견을 조정하기 위해 다음과 같은 안을 내놓았다.

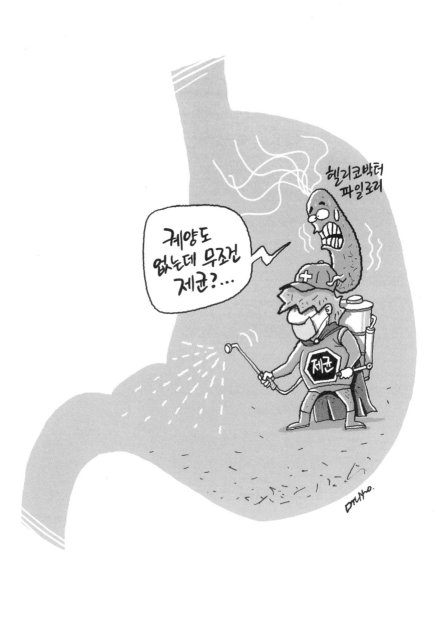

첫째, 소화성 궤양이 있으면 활동기이든 반흔기이든 헬리코박터 파일로리를 반드시 제균 치료해야 한다.

둘째, 위염 환자에서 발견된 헬리코박터 파일로리는 치료할 필요가 없다.

셋째, 위암과 헬리코박터 파일로리의 관계는 분명하지 않다.

간혹 50~60대의 환자들이 헬리코박터 파일로리가 위암의 원인이라니 치료를 요구할 때가 있다. 앞에서 말한 중국에서의 연구 결과와 같이 이 나이에서는 이 세균이 감염된 지 20~30년이 경과되어 대부분의 경우 위 점막 세포에 장형화생이나 이형성 변화를 가지고 있어 제균을 해도 위암 발생을 줄이지 못한다. 단, 이 세균에 감염된 20~30대 사람들은 감염된 햇수가 얼마 안 되어 위 점막에 장형화생이나 이형성 세포 변성이 없을 확률이 높으므로 이 세대에서는 위암 예방을 위해 제균 치료를 해 볼 가치가 있다 하겠다.

다시 말해 감염된 지 얼마 안 된 20~30대의 젊은 사람들은 헬리코박터 파일로리를 제균하면 위 점막의 위축성 변화나 장형화생으로의 진행을 예방함으로써 위암 발생을 예방할 수 있으리라 생각되며 치료의 대상이 될 수 있겠다.

위궤양이나 십이지장궤양 환자에서 이 세균이 발견되었을 때 이 세균을 제거하면 궤양이 치유되고, 치유된 후라도 재발을 방지할 수 있으므로 반드시 치료해야 한다. 그러나 위궤양이나 십이지장궤양을 앓고 있거나 앓았던 환자 이외에서는 세균이 있더라도 치료가 필요 없으므로 비용을 들여 이 세균을 검사할 필요가 없다. 따라서 건강 검진을 할 때 모든 사람에게서 이 세균에 대한 항체 검사를 하는 것은 무의미하다. 내시경 검사에서 위나 십이지장에 궤양이나 MALT 림프종이 있을 때만 이 세균 검사를 시행하는 것이 원칙이다. 환자의 요청으로 하는 검사가 아니다. 치료 대상이 되는 환자에게만 검사를 시행해야 한다.

이 세균은 2~3개 약제를 1~2주간 병합 투여하면 쉽게 제거할 수 있다. 그러나 내성 유발을 최소화하고 부작용도 없으면서 좋은 효과를 나타내는 단일 약제는 없는 실정이다.

일반인이 내시경 검사를 받을 때 우연히 발견된 헬리코박터 파일로리가 문제이다. 증상이 있건 없건 또는 위염이 있건 없건(실제 나이가 들면 노화 현상의 하나로 만성 위염이 생길 수 있다.) 환자나 의사는 이 세균의 치료에 유혹을 받는다.

평소 환자를 고생시키던 소화 불량증이 이 세균 때문이 아닐까, 오래 두면 위암이 되지 않을까 걱정한다. 그러나 실제 이 세균이 감염되어 있는 사람과 그렇지 않은 사람들에서의 소화 불량증의 빈도는 차이가 없고, 위암과의 관련성이 주장되고는 있지만 아직 확실한 증거도 없다. 만약 치료를 시작한다면 현재 우리나라 성인의 65퍼센트가 치료를 받아야 하니 국가적으로 큰 문제가 아닐 수 없다. 더군다나 이 세균의 내성 문제, 재감염의 문제 등이 해결되어야 한다. 아직도 이 세균의 정확한 감염원 또는 감염 경로도 모른다.

집단 치료를 주장하는 사람들도 있으나, 집단 치료의 이득과 해를 잘 평가해 결정할 일이다. 이 세균의 감염을 근원적으로 예방한다는 것은 힘들다. 워낙 주위 사람들이 많이 걸려 있기 때문에 감염될 기회가 많고 대부분 어렸을 때부터 감염이 되기 때문이다. 많은 학자들이 백신 개발에 노력을 하고 있으나 아직 만족할 만한 백신이 개발되지 않아 이 세균의 감염 예방은 아직도 요원하다.

광고는 과학이 아니다!

2010년 가을 대한 의사 협회에서 모 우유 회사의 협찬을 받아 한국인의 위암 예방을 위해 전 국민을 대상으로 헬리코박터 파일로리 감염자를 모두 제균 치료하자는 캠페인을 벌이고 있다. 아래의 글은 의학 전문지 및 인터넷 매체에 기고한 대국민 건강 캠페인에 대한 필자의 반박문이다.

1994년 세계 보건 기구(WHO)는 헬리코박터 파일로리를 위암의 제1군 발암 물질로 발표했습니다. 이후 이 세균과 위암 발생과의 관계를 규명하고자 많은 역학 연구가 실시되었으나 대부분 후향적인 연구로 확실한 결론을 내리기가 힘들었습니다.

중국에서 최근 믿을 만한 대규모 전향적 연구가 시행되었습니다. 이 세균에 감염된 전체 1,600개의 예를 등록시키고 800개의 예씩 두 군으로 나누어, 한 군은 헬리코박터 파일로리를 약물 투여로 제균하고, 다른 군은 이 세균을 제균하지 않고 장기간 관찰했습니다. 결과는 두 군에서 공히 1퍼센트 정도에서 위암이 발생해 제균한 군과 제균하지 않은 군 사이에 위암 발생률은 하등의 차이가 없었습니다.

단지, 제균 당시 위암의 전암 병변이라 생각되는 위축성 위염이나 장형화생에 없었던 예에서는 제균 후 장기간 관찰 시 1예에서도 위암이 발생하지 않은 반면, 이런 전암 병변이 없는 같은 수의 예들에서 헬리코박터 파일로리를 제균하지 않고 관찰 시 소수(500예 중 6예)에서 위암이 발생했습니다.

상기 연구는 홍콩 의사들이 중국 푸젠 성에서 7년 6개월간 조사한 결과를 2004년 미국 의학 협회지(JAMA)에 발표했습니다. 발표자들은 성인에서의 무작위적인 헬리코박터 파일로리 제균은 위암 발생의 예방 효과가 없으며, 단지 제균 당시 위벽에 장형화생이나 위축성 위염 등 전암 병변이 없는 한정된 소수의 경우에만 제균이 위암 발생 예방에 효과가 있을 것으로 주장했습니다.

우리나라에서도 이 세균을 보균하고 있는 사람들은 청소년기에 감염되며 20~30년이 경과된 40~50대 이상의 보균자에서는 위축성 위염이나 장형화생 등 전암 병변이 반수 이상에서 있으므로, 헬리코박터 파일로리를 가진 성인에서 무차별적 집단 치료는 위암 예방에 아무런 효과가 없겠습니다.

따라서 40~50대 이상의 성인에서 헬리코박터 파일로리를 없앴다고 위암이 예방될 것으로 생각하는 것은 오산이며, 위암의 발생이 증가하는 40대 중반 이상에서는 1~2년마다 내시경 검사로 조기 위암을 찾아내 내시경 절제술이나 수술로 치료하는 것이 최선의 방법입니다.

헬리코박터 파일로리가 한국 성인의 60~70퍼센트가 감염되어 있는 현재 상태에서 이 모든 사람을 치료한다는 것은 위암 예방에 아무런 효과가 없을 뿐 아니라 항생제 부작용 및 내성 발현균 출현, 경제적 손실만을 초래할 뿐입니다. 최근 일본에서 헬리코박터 파일로리에 감염된 모든 환자에서 이 세균을 치료하자는 지침을 발표했으나 세계적으로 인정된 것은 아니며 현재 미국이나 한국의 대한 상부 위장관 헬리코박터 학회에서는 다음의 세 가지 경우만 이 세균의 치료를 추천하고 있습니다.

첫째, 위궤양이나 십이지장궤양을 앓고 있거나 앓은 흔적이 있는
경우

둘째, 위 저악성 MALT 림프종이 있는 경우

셋째, 조기 위암을 수술이 아닌 내시경 절제술로 치료한 경우

우리나라의 건강 보험 심사 평가원에서는 헬리코박터 파일로리 치료에 대해 첫째와 둘째 경우에만 보험 수가로 인정하고 있습니다.

대한 의사 협회 협력팀의 헬리코박터 파일로리를 치료하자는 '위사랑 캠페인' 대국민 홍보용 리플릿 시안에 대해 대한 소화기 내시경 학회에서는 이미 리플릿의 내용이 과학적 근거를 갖추지 못하고 있고, 협찬사와의 관련성 암시로 홍보 내용이 오도될 수 있으니, 헬리코박터 파일로리에 관한 전문 단체인 대한 소화기 학회, 대한 내시경 학회, 대한 상부 위장관 헬리코박터 학회 등과 충분한 사전 협의하고 내용을 교정하도록 의견을 낸 바 있습니다.

국민을 오도할 수 있는 비과학적이고 근거 없는 광고에 우려를 금할 수 없습니다.

3

위 내시경 검사는 이제 필수

위염의 종류와 처방

45세 주부 이 씨는 몇 년 전부터 소화가 안 되고 속이 가끔 쓰려 동네 병원을 찾았더니 위에 염증이 생겼다는 이야기를 들었다. 약을 먹을 때만 좋아지는 것 같고 병세가 별로 호전되지 않던 중 위암에 관한 신문 기사를 읽고 자신의 증세와 비슷해 겁이 덜컥 나서 큰 병원으로 와 내시경 검사를 했다. 암은 아니고 만성 위염이었으나 오래 두면 암이 될 수 있다는 이야기에 걱정이 되어 서울 대학교 병원을 찾게 되었다. 사실 위염은 말 그대로 위에 염증이 생긴 것을 말한다.

1990년 오스트레일리아 시드니에서 열린 세계 소화기병 학회에서 여태까지의 여러 학설과 주장을 총망라해 '위염의 시드니 분류'를 제안했으며 현재까지 위염의 조직 진단과 분류의 표준으로 사용되고 있다.(위염의 시드니 분류는 매우 복잡하므로 여기서 자세한 설명은 생략하겠다.)

위염은 급성 위염과 만성 위염으로 나뉜다. 급성 위염은 만성 위염과는 아주 다른 병이다. 급성 위염은 감기약이나 진통제 등의 약물을 복용했거나 심한 교통사고, 큰 수술 같은 심한 스트레스가 가해졌을 때 우리 위에 발생되는 병이다. 내시경 검사를 해 보면 위벽에 폭격을 맞은 것처럼 크고 작은 궤양이 여러 개 깔려 있다. 내시경 검사상 이렇게 심한 병변을 보이나 대부분은 명치에 가벼운 통증, 구역, 구토, 속쓰림 등을 호소할 뿐이다. 그러나 몇몇 환자에서는 심한 위장 출혈이 발생되어 사경을 헤매는 수도 있다.

급성 위염은 예방이 중요하다. 급성 위염을 일으킬 수 있는 약물 복용을 피하고 교통사고, 큰 수술, 심한 스트레스 등이 있을 때 강력한 산 분비 억제제를 투여하면 급성 위염을 예방할 수 있겠다.

주부 이 씨가 진단받은 만성 위염은 급성 위염과 달리 원인도 확실하지 않고 소화 불량증이나 속쓰림 등의 증상과 인과 관계가 분명하지도 않다. 그러나 만성 위염은 위궤양이나 위암의 발생과 관련이 있고, 워낙 흔해 많은 연구가 이루어져 왔으나 아직도 그 정체에 대해 모르는 점이 많다.

만성 위염은 여러 가지 형태가 있으나 이중 만성 위축성 위염이 대부분을 차지한다. 만성 위축성 위염은 염증이 위 속에 분포하는 위치에 따라 A형과 B형으로 나뉜다.

A형은 위의 상부, 그러니까 체부에 주로 위축성 염증이 분포하며 한국인에서는 아주 드물고 북유럽인에 많이 나타난다. 이 위축성 위염은 위 점막 세포에 대해 거부 반응을 일으킨 면역 기전 때문에 생기는 것으로 생각되며 위 속의 산도가 떨어지는 저산증, 악성 빈혈이 동반되는 수가 많다.

B형은 염증성 병변이 위의 아래쪽, 전정부에 분포하며 한국인에게 흔한 위염이다. 이 위염은 음식이나 약물 복용 등 환경적 요인에서 기인

한다고 생각되어 왔으나 요즘은 위 속에 살고 있는 세균, 헬리코박터 파일로리가 주범일 것이라 생각하고 있다.

만성 위축성 위염의 임상적 의미는 무엇일까?

첫째, 만성 위축성 위염이 소화 불량증, 속쓰림 등의 직접적인 원인일까? 대부분의 만성 위축성 위염 환자는 증상이 없는 것이 보통이다. 헬리코박터 파일로리가 감염되어 있지 않더라도 만성 위염은 나이가 들수록 발병 빈도가 높고, 소화 불량 증세를 호소하는 사람이 워낙 많아 (성인의 40~50퍼센트가 소화 불량 증세를 호소한다.) 이 두 개가 우연히 맞아떨어져 인과 관계로 설명되기도 하나 그렇지 않다는 것이 여러 학자들의 생각이다. 실제 헬리코박터 파일로리로 인한 만성 위염의 경우 제균 치료로 만성 위염의 염증을 어느 정도 낫게 해도 소화 불량 증세를 그대로 호소하는 사람들이 많은 것 역시 직접적인 관련이 없으리라는 주장을 뒷받침한다.

둘째, 위암과 관계가 있는가? 만성 위축성 위염을 가진 환자의 아주 일부분에서만 위암이 발생되리라 생각한다. 만성 위축성 위염이 특수한 형태의 장형화생, 이형성 등 복잡한 과정을 거쳐야만 암이 될 것으로 보고 있다. 만성 위축성 위염은 헬리코박터 파일로리가 감염된 후 30년 이상이 되면 절반 정도에서 발생하고 이중 위 상피 세포의 장형화생이 40퍼센트에서 조직 검사 시 발견되는데, 이것들이 암의 전 단계라 생각하는 사람들이 많다. 그러나 실제로 이들 중 일생 1퍼센트에서만 위암이 생긴다고 한다.

문제는 이미 발생한 만성 위축성 위염에서의 위벽 세포의 장형화생, 이형성 등 변화는 헬리코박터 파일로리를 제균해도 정상으로 돌아가지

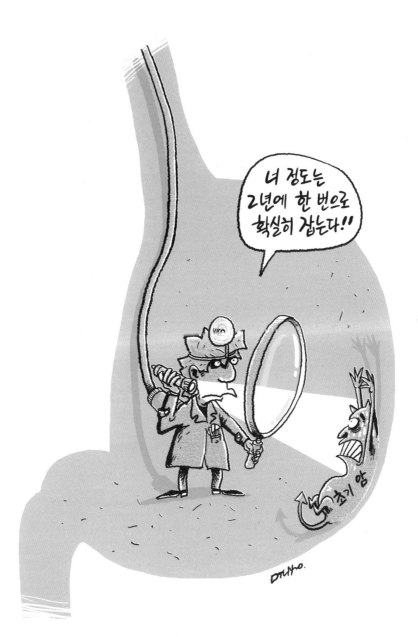

않는다는 데 있다. 단지 염증 세포의 침윤만 소실될 뿐이다.

중국 푸젠 성에서 1,600명을 대상으로 한 7년 6개월간의 역학 조사에서도 헬리코박터 파일로리를 제균하든 하지 않든 위암 발생률은 각각 1퍼센트 정도로 차이가 없었다. 다만 위 점막에 위 점막 위축이나 장형화생이 없는 정상 점막을 가지고 있던 500명에게서 이 세균을 제균하고 장기간 관찰 시 일례의 위암도 발생하지 않은 반면, 이 세균을 제균하지 않고 그대로 두고 보았을 때는 500명 중 6명에게서 위암이 발생했다.

즉 '위 점막이 정상이었을 때' 헬리코박터 파일로리를 제균해야 전암 병변이라 생각되는 위 점막 위축이나 장형화생, 이형성 등으로 진행되는 것을 막고 결국 위암 발생도 예방할 수 있다. 다시 말해 정상 상태에서 이 세균을 없애야만 예방 효과가 있다는 것이다. 이 세균에 감염된 지 20~30년이 지난 40~50대에서는 이미 위 속에 이런 병변이 있으므로 헬리코박터 파일로리를 없애도 암 예방 효과가 없을 수밖에 없다.

만성 위축성 위염이나 장형화생이 있더라도 아주 일부분에서만 암이 발생하므로, 환자에게 위축성 위염이나 장형화생이 암의 전 단계라며 곧 암이 될 것처럼 말해 너무 부담을 주는 것도 바람직하지 않다.

다시 말해 40~50대라면 위암을 예방한다고 헬리코박터 파일로리를 제거하는 것보다는 2년에 한 번씩 위 내시경 검사를 받아 위암을 조기에 발견하고 치료하는 것만이 최상의 방법이다.

4

이제는 부작용도 생각할 때

약물로 인한 위 손상

평균 수명이 늘어나면서 문제가 되는 것 중 하나가 약물의 과다 사용이다. 특히 노령 인구가 증가하면서 근육통, 관절통을 호소하는 환자가당연히 늘어나 비스테로이드 항염증제와 진통제의 소비도 급격히 늘어나고 있다. 비스테로이드 항염증제는 미국에서만 매년 300억 개 이상의정제가 처방전 없이 판매되고, 그 비용이 한 해에 48억 달러에 이른다고한다. 또한 해열 진통제로 100여 년 동안 쓰이던 아스피린이 혈소판의응고를 막아 심혈관 질환의 예방에 효과가 있음이 판명된 후에는 성인이라면 너도 나도 사 먹어 얼마나 소비가 되고 있는지 통계를 잡을 수 없는 실정이다.

비스테로이드 항염증제나 아스피린은 꼭 필요하고 긴요한 약이지만그 부작용과 합병증이 아주 흔하고 심각한 결과를 일으키기도 한다. 약물 복용자에 따라 정도의 차이는 있지만 절반 정도에서 구역, 구토, 소화 불량증을 호소하고, 증상이 있건 없건 약물 복용자에게서 위 내시경 검사를 해 보면 15~30퍼센트에서 위궤양이 발견되며, 매년 1~2퍼센트에서는 위 출혈, 위 천공 등으로 병원에서 입원 치료를 받게 된다.

문제는 비스테로이드 항염증제나 아스피린으로 인한 위 출혈이나 위 천공 등의 합병증이 일상의 위궤양과 달리 환자의 80퍼센트에서 구역, 구토, 소화 불량증 등의 경고 징후 없이 발생한다는 것이다.

특히 60~70세 이상의 고령인 경우, 위궤양을 앓았던 병력이 있는 경우, 전신적인 만성 질환을 앓는 경우, 다른 약제(코르티코이드 호르몬제, 와파린 같은 항응고제)들을 병용하고 있는 경우에는 약제로 인한 심각한 합병증이 발생할 확률이 높으므로 주의가 필요하다. 이런 환자들에게 비스테로이드 항염증제나 아스피린의 투여가 꼭 필요한 경우에는 합병증을 예방하기 위해 강력한 위산 분비 억제제(H2 수용체 길항제 또는 프로톤 펌프 억제제)를 같이 투여해야 한다. 최근에 출시된 비스테로이드 항염증제인 콕스-2 억제제(셀레콕십)는 점막 손상을 일으키는 빈도는 훨씬 적으나 역시 아주 안심할 수는 없어 주의해야 한다.

5

공복에 속이 쓰리다면

위궤양

43세 여학교 선생님 노 씨는 환절기가 두렵다. 속쓰림 증세가 자주 재발하기 때문이다. 작년에는 위 출혈이 있어 병원에 입원한 적도 있다. 이렇게 위궤양이 자주 재발하니 완치할 방법이 없냐며 호소해 왔다.

위궤양은 매우 흔한 병으로 사람이 살아가는 동안 10명에 1명은 이 병에 걸린다고 한다. 위는 강한 염산과 소화 효소로 구성된 위액을 분비해 음식물을 소화시키는 중요한 기능을 수행할 뿐 아니라 입을 통해 들어오는 각종 독소나 세균을 없애 버린다. 조물주는 이렇게 센 위액이 위 자체는 녹이지 못하도록 위벽에 튼튼한 방어 체계를 갖춰 놓았다. 이 방어 체계가 약해져 위산과의 균형이 깨졌을 때 위벽이 위산에 견디지 못해서 위궤양이 생기게 된다. 담배를 피우거나 비스테로이드성 항염증제의 복용은 이 균형을 깨는 주요한 원인으로 알려져 있다.

위궤양은 40~50대의 장년층에 많이 발생한다. 특히 담배를 피우는 사람에게서 궤양이 훨씬 자주 발생하며, 궤양에 걸린 사람이 담배를 계속 피우면 약물 치료로 잘 낫지 않는 경우가 있다.

비스테로이드성 항염증제를 장기 복용하는 사람의 10명 중 1~2명은 궤양을 갖고 있다고 한다. 노인들이 이런 진통제를 장기 복용하는 경우가 흔하고 진통 효과 때문에 궤양이 생겨도 통증이 없어 병이 아주 심해질 때까지 발견을 하지 못해 궤양으로 인한 출혈, 천공, 패쇄 등의 합병증이 나타나기도 해 더 큰 문제가 된다.

정신적 스트레스도 위궤양 발생과 상관 관계가 있는 것으로 알려져 있다. 같은 우체국 직원이라도 내근 직원이 외근 직원보다 위궤양이 잘 걸린다거나, 정신적 긴장도가 높은 항공 관제사에게 위궤양 발병 빈도가 높다는 사실이 이를 증명한다.

그러나 1980년대에 들어와 헬리코박터 파일로리를 발견하고부터는 이 세균을 궤양 발생이나 재발의 가장 큰 원인일 것으로 여겨 왔다.(「광고는 과학이 아니다!」(59쪽)를 참고하길 바란다.) 단, 궤양이 생길 수 있는 체질을 가진 사람이 이 세균에 감염되었을 때 궤양이 생기리라 생각하고 있다.

궤양 증세는 공복에 속이 쓰리고 아프며 이때 물이라도 먹으면 통증이 어느 정도 가라앉는 것이 특징이다. 때로는 밤에 자다가도 속이 쓰려 일어나기도 한다. 그러나 새벽에 일어나 곧장 느껴지는 속쓰림은 위궤양이 아닌 경우가 많다.

이런 궤양 증세는 한동안 나빠졌다가 좋아졌다가를 반복하는 것이 특징이며, 수년 또는 수십 년에 걸쳐 일어나게 되는데, 이는 궤양이 치료제를 투여하지 않아도 저절로 좋아지는 자연 치유되는 예가 많기 때문이다.

커다란 궤양이 있어도 통증을 못 느낄 수가 있고 궤양이 완치된 후라도 통증을 느끼는 수가 있어 증상만을 가지고 궤양 여부를 판단하기는 어렵다.

위 엑스선이나 내시경 검사로 쉽게 진단을 내릴 수 있으나 궤양이 양성인지 악성(암)인지 정확히 구별해야 한다. 확인된 궤양은 반드시 조직 검사를 해 암 여부를 가려내야 한다. 조직 검사를 하지 않고 진단된 위 궤양은 항상 암의 위험성을 내포하고 있음을 알아야 한다.

위궤양은 요즘 강력한 치료약으로 쉽게 치료할 수 있다. 1970년대 초에 개발된 시메티딘이라는 위산 분비 억제제는 궤양 치료에 신기원을 이룩했다. 이 약제를 개발한 의사 제임스 화이트 블랙(James Whyte Black)은 그 공로로 노벨상을 수상했다. 이 약을 개발하기 이전의 궤양 치료는 아주 원시적이었다. 환자는 위산을 중화시키기 위해 제산제를 하루에 7~8차례나 먹고 미음, 우유 등을 1~2시간 간격으로 섭취해야 하는 곤욕을 치렀다. 위산 분비 억제제의 개발 이후에는 하루 1~2회의 약 투여로 치료가 매우 간단하게 되었다. 이후 이 약제의 개량품인 라니티딘, 파모티딘, 니자티딘 등이 시중에 나와 널리 쓰이고 있다.

최근에는 위산을 분비하는 세포에서 근원적으로 산이 나오지 못하도록 하는 약제들도 개발되어 있어 위 속의 산을 거의 없앨 수 있다. 이 새로운 약제인 프로톤 펌프 억제제(오메프라졸, 란소프라졸 등)는 적은 용량으로 짧은 기간의 투여로 충분히 궤양 치료에 효과가 있어 각광을 받고 있다.

투약 수일 후 증상은 없어지지만 6~8주간 지속적으로 투약해야 완치된다. 완치는 반드시 내시경 검사나 방사선 검사로 확인하는 것이 좋다. 증상이 없다고 약을 끊으면 재발한다.

헬리코박터 파일로리 세균이 궤양 환자에서 발견되면 재발 방지를 위해 반드시 치료해야 한다. 또한 적절한 약물 치료로 낫지 않는 궤양은 악성이 아닌가 의심해야 하며 조직 검사를 통해 확인해야 한다.

위궤양 치료 시 음식물은 특별히 제한할 필요가 없고 하루 세끼 정상 식사가 가능하다. 단, 술, 담배, 밤참은 금해야 하며 궤양 발생과 관련 있는 약물도 가능하면 피해야 한다.

6

조기에 발견하면 완치할 수 있다

위암

며칠 전 연구실에서 연하장을 받았다.

> 제가 조기 위암으로 수술한 지 5년이 됩니다. 처음에는 믿어지지도 않던 그 엄청난 사실을 선생님의 도움으로 무사히 넘기고 지금은 결혼해서 두 아이의 엄마로 하루하루를 감사드리며 행복하게 살고 있답니다.

이 주부는 위암에 걸렸으나 아주 초기 상태에 수술을 받게 되어 현재는 완쾌 단계에 이르러 무척 다행인 경우이다.

요즘 우리 주위에 암으로 고통 받는 사람이 많다. 한국인에서 가장 흔한 암이 위암이다. 이웃나라 일본, 멀리 떨어진 남아메리카의 칠레, 북유럽의 핀란드, 아일랜드에도 위암이 많다. 미국, 캐나다, 오스트레일리아 같은 나라에서는 위암 발생률이 낮으며 선진국에서는 지난 수십 년에 걸쳐 위암 발생률이 현저히 감소했으나 전 세계적으로는 아직도 연간 약 100만 명이 위암으로 사망하며 이는 전체 암 사망의 10퍼센트에 해당한다.

우리나라 사람들의 사망 원인 통계를 근거로 계산해 보면 일생 동안 위암으로 사망할 확률은 남성은 100명 중 7~8명, 여성은 3명이고, 정확한 통계는 없으나 인구 1,000명당 1명이 위암을 가지고 있을 것으로 추정하고 있다. 우리나라에서의 위암 발생률이 최근 약간 감소하는 경향을 보이나, 미국에서 1940년 이후 위암 발생률이 현저히 감소한 것처럼 줄지는 않고 있다.

위암이 많이 발생하는 민족을 조사해 보면 짜고 매운 육식, 소금에 절인 채소나 생선, 불에 직접 태워 익힌 고기, 훈제 생선, 질산염 성분이 많은 식수를 즐겨 먹는다. 음식을 포함한 환경적 요인이 위암 발생에 큰 상관 관계가 있다는 데 대한 근거로 미국에서 1930년대 이후 위암이 급격히 줄어든 것과 중국인과 일본인의 미국 하와이 이민사를 들 수 있다.

미국도 1930년대 이전까지는 위암 발생률이 아시아와 비슷하게 높았으나 1940년대 이후 급격히 감소했다. 이는 냉장고의 보급과 밀접한 관계가 있는 것으로 보인다. 냉장고가 보급되기 이전에는 식품을 보존하기 위해 소금에 절이거나, 건조시키거나 연기에 그을리는 훈증 방법을 많이 사용해 조리 과정 중 발암 물질이 많이 발생되었으나, 냉장 보관을 하게 되면서 이런 조리 과정을 거치지 않아 음식물에 발암 물질이 현저히 줄어들었을 것으로 추정하고 있다. 또한 냉장 보관에 따른 염분 섭취의 감소도 위암 발생을 억제했으리라 여겨진다.

미국 하와이로 이민 간 일본인이나 중국인들의 위암 발생률은 1세대는 모국의 비율과 비슷하나, 2세대가 되면 1세대보다 감소하고 3세대가 되면 하와이에 사는 백인 수준으로 떨어졌다. 이는 환경적 요인, 특히 식이 습관이 위암의 발생에 결정적 역할을 한다는 것을 시사한다.

헬리코박터 파일로리 세균과 위암 발생과의 상관 관계가 최근 중요한 이슈로 떠오르게 되었다. 1994년 세계 보건 기구 산하 국제 암 연구 기관에서 이 세균을 위암에 대한 제1군 발암 물질로 발표했다. 제1군은 명백한 인과 관계가 있을 때 사용하는 급이다. 헬리코박터 파일로리 감염률이 높은 지역에서 위암 발생률이 높고, 많은 역학 연구에서 이 세균에 감염된 군이 그렇지 않은 군에 비해 위암 발생률이 현저히 높다는 결과가 이 세균이 위암 발생과 밀접한 관련이 있으리라 여겨져 제1군에 분류되었다.

그러나 이에 반하는 여러 가지 사실, ① 위암 발생률과 헬리코박터 파일로리의 감염률이 비례하지 않고 ② 헬리코박터 파일로리의 감염률은 남녀의 차이가 없는데 위암은 남성이 여성보다 2배 정도 많이 걸리고 ③ 이 세균이 있으면 잘 걸리게 되는 십이지장궤양 환자에서는 오히려 위암 발생이 적다라는 근거를 들어 의문을 제기하는 사람들도 있다.

중국 푸젠 성에서 1,600명을 대상으로 한 7년 6개월간의 장기간 대규모 역학 조사에서 이 세균을 제균한 군과 그렇지 않은 군을 조사했더니 위암 발생률에 차이가 없었다. 반면 위 점막에 위축성 변화, 장형화생 등 전암 병변이 없던 정상 점막을 가졌던 사람들에서 이 세균을 제균하지 않고 그대로 놔뒀던 군에서는 적지만 몇 명에서 위암이 발생하지 않은 반면, 제균을 한 군에서는 위암이 1명에서도 발생하지 않아 대조를 이루었다.

이는 헬리코박터 파일로리가 위암의 발생과 깊은 관련이 있다는 증거

이긴 하나, 헬리코박터 파일로리의 제균으로 위암을 예방하려면 위 점막에 위축성 변화나 장형화생 등의 변화가 오기 전에 해야 효과가 있을 것임을 시사하는 소견이었다.

다시 말해 헬리코박터 파일로리를 제균하면 위 점막의 위축성 변화나 장형화생으로의 진행을 막을 수 있으므로 초기 감염 시 제균해야만 예방 효과가 있지 20~30년의 시간 경과 후에 이런 변화가 온 다음에는 제균해 보아야 아무 소용이 없겠다.

이 세균이 장기간 감염되면 50퍼센트 정도에서 위에 위축성 위염이 발생하고, 이중 40퍼센트에서 위 점막에 장형화생이 생기고 이중 8퍼센트에서 이형성 변화가 일어나며 나중에 1퍼센트에서 위암이 발생할 것으로 추정하고 있으나 이 모든 과정을 연속적으로 관찰한 예는 아직 없다.

다른 암과 마찬가지로 위암 역시 유전적 요인도 무시하지 못한다. 위암 환자의 2세는 위암 발생의 가능성이 일반인보다 3~4배 높아 주의를 요하고 있다. 50세 이후의 장년기에 발생률이 급격히 증가하며 남자가 여자보다 2배 정도 흔하게 나타난다.

위암에 걸려도 초기에는 별다른 증상이 없는 것이 보통이며 가벼운 소화 불량, 속쓰림, 식욕 부진 등 기능성 소화 불량증이나 위염을 의심할 정도의 증상이 있을 뿐이어서 가볍게 넘겨 버리는 경우가 대부분이다. 장년기에는 이런 하찮은 증세라도 2~3주 이상 이유 없이 지속되면 반드시 위 검사를 해 봐야 하는 이유가 여기에 있다.

음식을 토하거나, 출혈하거나, 빈혈이 심하거나, 체중 감소가 있거나, 음식을 넘기기 어렵거나, 배에서 덩어리가 만져질 때는 벌써 암이 상당히 진행되어 있는 수가 많고, 치료를 해도 예후가 나쁘다.

위암은 내시경 검사나 방사선 검사로 쉽게 찾아낼 수 있다. 특히 내시경 검사는 위벽의 색깔 변화를 알 수 있기 때문에 아주 작고 융기나 결손 부위가 심하지 않더라도 암은 쉽게 찾아낼 수 있다. 더군다나 조직을 떼어 내 병리 검사를 할 수 있어 위암 진단에 필수적이다.

위벽은 네 층으로 되어 있는데 위암은 제일 위층인 점막층에서 시작이 되어 아래층으로 점차 파고 들어가 결국은 혈관이나 림프관을 타고 주위 장기나 전신에 퍼지게 된다. 위암이 초기, 즉 점막층이나 바로 아래층인 점막하층에 국한되어 있을 때 소위 조기 위암이라 말하게 된다.

필자가 일하는 병원에서 1년에 600~700명의 위암 환자가 수술받게 되는데 이중 절반 정도가 조기 위암이다. 조기 위암은 완치가 가능한 암이다. 위암 세포가 위벽 전체를 침범한 진행성 위암에 비해 조기 위암의 예후는 놀랄 정도로 좋다. 진행성 위암의 경우 수술이 잘 되었다 하더라도 5년 후에 살아남을 확률은 25~50퍼센트밖에 안 되나 조기 위암의 경우는 90퍼센트 이상이 살아남아 좋은 대조를 이루고 있다.

위암의 근원적 예방이 현실적으로 불가능한 현재로서는 위암을 조기 상태에서 찾아내어 잘라 버리는 것만이 위암의 완치 방법이며 2차적 예방법이라 말할 수 있겠다. 조기 위암 중 일부분이긴 하지만 그 크기가 작고, 암이 점막층에 국한되어 있는 경우라면 개복 수술을 하지 않고 내시경 치료만으로 완치를 기대할 수 있다.

최근에는 초음파 내시경 검사를 통해 내시경 점막하 절제술 전에 위암의 위벽 침윤 정도를 정확히 알 수 있어 치료 대상을 정하는 데 많은 도움을 받고 있다. 초음파 내시경 검사로 위암이 점막층에만 국한되어 있는 것이 확인되면 내시경을 통해 내시경 칼을 위 속에 집어넣어 점막하 절제술로 위암 부위를 절제할 수 있기 때문이다. 실제 서울 대학교 병원에서 발견되는 조기 위암의 경우 20퍼센트 정도가 개복을 하거나 뱃속에 복강경을 밀어 넣지 않고도 20~30분 걸리는 내시경 점막하 절제술로 완치가 되고 있다.

위암이 생기기 시작해 우리 눈에 보이게 될 때까지는 2년에서 2년 6개월 정도가 걸린다고 한다. 40대 이후부터 2~3년에 한 번씩 정기적으로 위 내시경 검사나 방사선 검사를 받는 길만이 위암을 조기에 찾아내 완치할 수 있는 유일한 방법이라는 것을 재삼재사 강조하고 싶다.

세균 치료로 완치되는 암

저악성 MALT 림프종

위 내시경 검사가 널리 행해지면서 위 저악성 MALT 림프종이라는 병을 발견했다. 원래 위 림프종은 악성도가 높으며 위 주위에 림프선이나 주위 장기에 전이가 잘돼 예후가 나쁜 암이다. 그러나 1980년대 들어와서 발견된 위 저악성 MALT 림프종이 헬리코박터 파일로리의 감염으로 생겨난 것이라는 게 밝혀지고 이 세균을 제거하면 50~95퍼센트에서 치유된다는 것이 알려져 세인의 관심을 끌게 되었다.

MALT란 점막 연관 림프 조직(Mucosa Associated Lymphoid Tissue)의 앞글자를 딴 것이다. 원래 MALT는 정상인의 소장, 대장 충수에는 있으나 위에는 존재하지 않는다. 그래서 위 점막 내 MALT는 후천적으로 생기는 것으로 헬리코박터 파일로리 감염 때문이라고 생각되고 있다. 위 저악성 MALT 림프종이 발견된 대부분의 예에서 헬리코박터 파일로리가 발견되었고, 헬리코박터 파일로리를 제균했을 때 위 저악성 MALT 림프종이 대부분의 예에서 완치되므로 둘 사이의 확실한 인과 관계가 밝혀졌다.

저악성 MALT 림프종은 거의 증상이 없어 내시경 검사에서 우연히 발견되는 경우가 많다. 내시경 소견에서도 위암이나 원발성 위 림프종처럼 큰 종괴나 불규칙하게 파인 궤양의 형태를 띠는 것보다 경미한 위염, 궤양의 양상을 보이므로 내시경 검사 시 시술자는 대부분 위염, 미란, 양성 궤양 등으로 진단을 내리게 된다. 그러나 2~3일 후 나온 조직 검사에서 림프종이라는 것이 밝혀져 의사나 환자를 당황하게 만드는 병이다.

저악성 MALT 림프종으로 진단되면 몇 가지 단계를 거쳐 확인하고 치료한다.

첫째, 헬리코박터 파일로리가 감염되었는지 확인한다.

둘째, 림프종이 위벽 침윤 범위가 표층, 그러니까 점막층이나 점막하층에만 국한되어 있는지 초음파 내시경으로 확인한다.

셋째, 컴퓨터 단층 촬영으로 위 주위 림프선의 전이 소견이 없는지 확인한다.

넷째, 골수 검사로 골수의 림프종 세포가 침윤되어 있지 않은 것을 확인하면 헬리코박터 파일로리 제균으로 대부분에서 치유를 기대할 수 있다.

사람에게 생기는 소위 '암' 중에 세균 치료로만 완치되는 병은 이 암밖에 없다. 그래서 많은 학자들이 이 병이 진짜 암일까 의문을 제기하고 있다. 그러나 종양 세포의 성상이나 염색체 이상, 고악성도로의 진행 가능성, 골수로의 전이 가능성 등을 고려해 보면 악성 병임에는 틀림없다.

드물지만 저악성 MALT 림프종에서 헬리코박터 파일로리가 감염되어 있지 않은 경우도 있다. 이와 같이 저악성 MALT 림프종에서 헬리코박터 파일로리 감염이 없거나 위벽 침윤이 깊으면 방사선 치료를 해야 한다. 그러나 이 경우에도 95~100퍼센트에서 관해(완화) 상태에 이를 정도로 치료가 잘 되므로 크게 걱정할 필요는 없겠다.

8

위 속에서 왔다 갔다

위석

30여 년 전에 위 수술을 받았던 할머니 이 씨는 최근 갑자기 소화가 안 되고 가끔 토하기도 해 동네 병원에서 위 사진을 찍어 보았더니 커다란 혹이 생긴 것 같다고 진단받아 서울 대학교 병원으로 오게 되었다. 위 내시경 검사를 해 보니 야구공만 한 시커멓고 딱딱한 물체가 위 속에서 왔다 갔다 하고 있었다.

다행히 위암이 아니고 위석(胃石)이었다. 과거 서양 사람들은 염소 위에 생긴 위석을 아주 귀히 여겨 같은 부피의 금과 맞바꿀 정도였다고 한다. 독극물 중독, 뱀에 물렸을 때, 간질, 나병 등의 치료제로 쓰인 기록이 있고 엘리자베스 1세 여왕의 왕관에 진귀한 보석과 함께 박혀 있다고 한다.

위석은 사람과 염소나 양 같은 동물의 위 속에 식물 껍질, 감의 성분, 머리카락 등이 단단히 뭉쳐져 생긴 것이다. 위석은 보통 정상인에게는 잘 생기지 않는다. 내시경 검사 시 1,000명 중 3~4명에서 관찰된다고 한다. 그러나 위 전정부(위의 아랫부분으로 주로 음식을 내려 보내는 역할을 한다.)를 수술로 잘라 냈거나, 당뇨병, 갑상선 기능 저하증, 근육 위축증 등이 있어 위에서 음식물 배출이 잘 안 될 때 위석이 잘 생긴다. 위 전정부를 절제한 경우 10~25퍼센트에서 위석이 발견된다. 위석은 그 성분에 따라 식물성 위석, 감 위석, 머리카락 위석 등으로 나뉜다.

이중에서 식물성 위석이 제일 흔하다. 식물성 위석은 식물의 껍질, 섬유소, 뿌리 등이 뭉쳐서 생긴 것이다. 감 위석은 감의 껍질과 과육 속에 있는 물질인 프로브타닌이나 시부올 등이 위산과 결합, 응고해 생긴 것이다. 감의 과육에 있는 이 물질들은 덜 익은 감에 많다고 한다. 그리고 시골 할머니들에게서 흔히 관찰된다. 머리카락 위석은 30세 이전의 젊은 여성에게서 주로 발견된다. 머리카락을 뽑아 습관적으로 먹는 기벽이 있는 사람들에서 발견되며, 이들 중 일부는 정신 질환일 수도 있다.

위석을 가진 환자는 증상 없이 지내기도 하나, 보통 명치가 아프거나 소화가 안 되거나 구토 등이 있어 병원을 찾게 된다. 명치에 혹이 만져지기도 하며, 위석이 위벽을 긁어 놓아 위궤양이 생기기도 한다. 때로는 위 속에 있던 위석이 장으로 굴러 내려와 장을 막아 버려 장폐쇄증으로 응급 수술을 받아야 하는 경우도 있다.

위석은 사진을 찍어 보면 위 속에 왔다 갔다 하는 공처럼 생긴 것이 보여 경험 있는 방사선과 의사는 쉽게 진단할 수 있다. 위 내시경 검사로도 역시 쉽게 진단할 수 있다.

위석의 치료는 종류에 따라 다르다. 식물성 위석은 연육소나 섬유 분해 효소 점액 분해제로 녹일 수도 있다. 2~3주간 열심히 투여하면 60~70퍼센트에서 성공한다. 약물 치료로 잘 안 되면 내시경을 이용해 위석을 깨 보기도 하나 그리 쉽지는 않다.

위석이 있었던 사람이나 위석이 생길 수 있는 사람은 예방이 중요하다. 위 수술을 받은 사람, 당뇨병, 갑상선 기능 저하증, 근육 위축증 등이 있는 사람은 감이나 익지 않은 신 과일은 금물이다. 이런 사람들은 위 운동을 촉진하는 약물인 돔페리돈을 상복하는 것도 예방에 도움이 되겠다. 또한 머리카락을 습관적으로 먹는 기벽이 있으면 어떻게든 고쳐야 한다.

● 위 내시경 검사 시 조직 검사는 암일 때만 한다?

위 내시경 검사 시 화면 영상을 통해 병변을 관찰한다. 경험 있는 내시경 의사는 병변을 놓치지만 않는다면 화면상으로 진단할 수 있다. 그러나 영상 진단은 정확성이 100퍼센트에 절대 이를 수 없다. 조직 검사로 양성으로 확인이 안 된 위의 이상 병변은 항상 암의 가능성을 내포하고 있음을 알아야 한다.

내시경이 매우 발달해서 5밀리미터 이하의 미소 위암 등 작은 병변을 찾아낼 수 있다. 보이는 병변은 모두 조직 검사로 확인해야 한다. 위암을 의심할 때만 조직 검사를 해서는 안 된다. 위에 생긴 모든 병변을 조직 검사로 암이 아님을 확인하는 내시경 의사가 좋은 의사라고 할 수 있다.

● 만성 위축성 위염은 위암의 전 단계이므로 6개월마다 위 내시경 검사를 받아야 한다?

건강 검진으로 내시경 검사를 받은 후 만성 위축성 위염이 있어 위암이 될 가능성이 높으니 6개월마다 내시경 검사를 받으라는 의사의 말에 노심초사하는 환자가 많다. 만성 위축성 위염이 암의 전 단계 병변이라는 말은 맞다.

그러나 만성 위축성 위염을 가진 사람의 1~2퍼센트에서만 위암이 발생한다. 나머지 98~99퍼센트에서는 위암이 발생하지 않는다.

일단 생긴 만성 위축성 위염은 정상으로 돌아오지는 않는다. 그러나 위축성 위염이 있다고 곧 위암에 걸릴 것처럼 걱정할 필요는 없다. 위축성 위염을 가지고 있다 하더라도 정상인과 마찬가지로 1~2년에 한 번씩 정기적인 위 내시경 검사로 충분하다. 혹시 위암이 생긴다 하더라도 이렇게 해서 발견된 위암은 대부분 조기 위암이므로 완치가 가능하기 때문이다.

● 헬리코박터 파일로리를 치료하면 위암이 예방된다?

헬리코박터 파일로리에 감염된 후 20~30년이 경과되어 위 속에 위축성 위염이나 장형화생이 생긴 경우에는 이 세균을 제균해도 위암 예방에는 아무런 효과가 없다. 감염된 지 얼마 안 되어 위에 위축성 위염이나 장형화생 등의 변화가 없는 10~20대의 경우에만 이 세균의 제균으로 위암이 예방할 수 있다. 40~50대에서 건강 검진 시 혈청 검사나 위 내시경 검사로 발견된 헬리코박터 파일로리는 궤양을 앓고 있거나, MALT 림프종이 없다면 치료할 필요가 없다. 이 나이에 헬리코박터 파일로리를 없애 위암을 예방하겠다는 생각은 버려야 한다.

● 만성 위염이 소화 불량의 주범이다?

그렇지 않다. 만성 위염과 소화 불량증은 직접적인 상관 관계가 없다. 세계의 석학들이 모여 내놓은 소화 불량의 진단 기준에도 만성 위염은 원인으로 포함되어 있지 않다. 소화 불량증은 위의 기능 장애 때문에 생기는 것으로 아직도 정확한 기전은 밝혀지지 않았으며 정신적인 스트레스, 과음, 과식, 자극성 음식, 약의 남용 등 다양한 원인으로 인해 발생된 다고 생각하고 있다.

● 소염 진통제나 아스피린의 부작용은 제산제나 산 분비 억제제의 동시 복용으로 예방할 수 있다?

이런 약물을 장기 복용하는 사람들은 속쓰림 등의 특별한 증상이 없더라도 위 내시경 검사를 해 보면 30퍼센트에서 위궤양이 발견되며, 1~2퍼센트는 심한 위 출혈, 위 천공 등 이 발견된다. 강력한 제산제나 산 분비 억제제를 같이 투여하면 어느 정도 그 빈도를 감소 시킬 수는 있으나 완전 예방은 불가능하다. 이런 약물을 복용하는 사람들은 이상 증상이 없더라도 정기적으로 위 내시경 검사를 받아 위에 궤양이 발생했는지 확인하고, 심할 경 우 소염 진통제나 아스피린의 복용을 중단하거나 다른 약제로 바꿔야 한다.

● 위궤양 환자는 우유를 마시면 안 된다?

우유에는 칼슘이 많아 위산 분비를 촉진할 수 있기 때문에 위궤양 환자에게 우유 섭취 를 금하기도 한다. 그러나 하루에 우유 1~2잔 정도로 분비되는 위산의 양은 위산 분비 전 체로 봤을 때 아주 미미하므로 위궤양 환자라 하더라도 하루 1~2잔의 우유는 건강을 위해 마셔도 좋다.

● 위 림프종은 모두 수술하거나 항암 치료를 받아야 한다?

악성도가 낮은 저악성 MALT 림프종은 위벽의 림프종 세포 침윤이 얕고 주위 림프선이 나 골수에 전이되어 있지 않다면, 헬리코박터 파일로리를 치료하거나 방사선 조사로써 완 치가 가능하다. 헬리코박터 파일로리가 감염되어 생긴 저악성 MALT 림프종은 헬리코박 터 파일로리를 제균하면 90퍼센트 정도에서 3~6개월 내에 완치된다.

조물주의 신비한 작품, 장

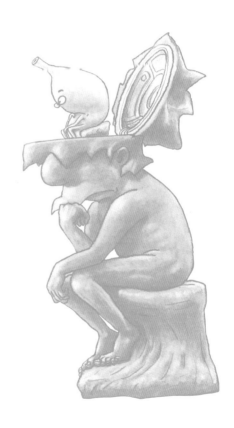

테니스장보다 넓은 소장

장이 하는 일

소장과 대장은 창자의 폭에 따라 붙여진 이름이다. 소장은 그 길이가 6미터쯤 되며 대장에 비해 폭이 좁고, 대장은 1.5미터쯤 되며 폭이 넓어 대장이라 한다. 창자는 신축성이 좋아 많이 늘어날 수 있으므로 일률적으로 그 길이를 이야기하기는 힘들다. 소장은 주로 영양분을 흡수하고, 대장은 소화되고 남은 음식 찌꺼기에서 수분과 전해질을 흡수해 단단한 변을 만드는 역할을 한다.

소장은 십이지장, 공장, 회장으로 이루어져 있으며 그 길이에 비해 표면적이 무지무지하게 넓다. 성인 한 사람의 소장을 다 펼쳐 놓으면 그 흡수 면적이 200제곱미터, 그러니까 복식 테니스장보다 조금 더 넓다. 소장 안을 들여다보면 아코디언같이 생긴 주름이 있어 주름을 펼치면 밋밋했을 때보나 3배 정도 면적이 넓다. 현미경으로 표면을 관찰해 보면 손가락같이 생긴 돌기가 수없이 많으며 또한 돌기의 표면도 미소 돌기로 이루어져 있어 표면적이 넓은 것이다.

이 넓은 흡수 면적을 통해 음식물 내의 영양분을 신속하고 효과적으로 소화 흡수할 수 있다. 소장이 썩거나 몹쓸 병이 들어 뭉텅 잘라 내도 영양분 흡수에 지장이 없는 것은 바로 이 때문이다.

대장은 위로는 소장과, 아래로는 항문과 연결되어 있다. 대장은 우하복부에서 소장과 연결되며 대장의 시작 부위를 맹장이라 한다. 이쪽에서 위로 달리는 상행 결장이 있고, 우상복부에서 다시 90도 꺾어져 횡행 결장과 이어지며, 좌상복부에서 다시 90도 꺾어 좌측 복부를 따라 하행 결장이 있고, 다음 S자 모양의 S양 결장, 마지막으로 직장으로 이루어져 항문으로 개구하게 된다.

덧붙여 우리 주위에서 흔히 발생해 수술을 받게 되는 병은 급성 맹장염이 아닌 급성 충수염이다. 충수가 맞다. 충수는 맹장에 벌레처럼 달려 있는 가늘고 긴 창자로 충양 돌기라고 불리기도 한다. 급성 맹장염두 있으나 아수 드물게 나타난다.

우리가 음식을 먹으면 소장에서 소화된 후 남은 찌꺼기가 하루에 1.2리터 정도 대장으로 내려간다. 대장은 탈수 기능으로 수분과 전해질을 흡수해 단단한 변을 만든다.

대장 내에는 수많은 대장 세균이 있어 사람과 공생하고 있다. 이 세균들은 음식 찌꺼기를 먹고 살면서 음식 찌꺼기로부터 지방산, 비타민 K 등을 만들어 우리 몸에 공급한다.

이유 없이 항생제를 장기 복용하면 대장 내 세균총에 이상이 생겨 우리 몸에 나쁜 영향을 끼칠 수 있으며, 심한 경우 숨어 있던 나쁜 병원성 세균이 갑자기 증식해 위막성 대장염이라는 치명적인 대장염을 일으킬 수도 있다.

음식 찌꺼기에서 단단한 변이 만들어지면 대장의 끝부분인 S양 결장과 직장에 저장되어 있다가 배변 반사를 통해 밖으로 나온다.

항문은 입과 통하는 장의 출구이다. 항문 근육이 얼마나 효과적인지는 하부 대장 속에 변이 가득 차 있는데도 냄새 하나 풍기지 않는 데서 알 수 있다. 조물주의 신비한 작품이지 않은가?

2

배가 빵빵하거나 묵직해

과민성 대장 증후군

오 씨는 신문 기자다. 그는 하루에 몇 차례씩 설사와 복통이 생겨 고민이다. 이 병원 저 병원 다녀 보았으나 신경성 또는 과민성 대장 증후군이니 걱정하지 말라는 말을 듣는 게 고작이다. 기력도 점점 떨어지는 것 같고 주위에서는 안색이 나빠 보인다는 말을 자주 한다. 큰 병이 있지는 않을까, 이러다가 정말 나쁜 병이 되지 않을까 걱정이 태산이다.

오 씨의 경우처럼 과민성 대장 증후군으로 고통을 받는 사람들이 최근 들어 많아지고 있다. 서양에서는 대략 전 인구의 10~20퍼센트가 과민성 대장 증후군의 진단 기준에 합당한 증상을 가지고 있고, 소화기 내과 의사를 찾는 환자의 20~30퍼센트가 과민성 대장 증후군 환자이다. 우리나라에서는 성인에서 빈발하던 이 병이 요즘 중·고등학생, 때로는 초등학생에까지 흔히 나타나고 있다. 원인은 아직 잘 모르나 이 환자들의 대장이 정상인에 비해 외부적인 자극에 너무 예민한 데서 기인하리라 생각된다.

이 환자들의 장내에는 세균이나 원충 등 병을 일으키는 병원성 생물이 있지도 않고 대장 엑스선 검사나 대장 내시경 검사를 해 보아도 대장 속은 멀쩡하다. 과민성 대장 증후군 환자의 대장의 운동 모양을 정밀한 기기로 그려 보면 정상인과 다른 점이 많으나 모든 환자에게서 일정하게 나오지 않아 직접적인 원인으로 삼기에는 문제가 많다.

장 속에 풍선을 집어넣고 압력을 가해 풍선을 불면 정상인은 멀쩡하나 과민성 대장 증후군 환자는 대장에 심한 경련을 일으키며 통증을 호소한다. 과민성 대장 증후군을 가진 환자는 불안증 내지 우울증을 가지고 있는 경우가 많고 가정, 직장, 사회에서의 정신적인 스트레스가 있을 때 자주 나타나 정신적인 원인도 매우 중요한 것으로 보인다.

과민성 대장 증후군은 매우 흔하다. 여성 환자가 남성 환자보다 2~4배 많고, 여성 환자들은 증상이 심하고 잦은 경향이 있다. 그 이유는 확실하지 않으나 여자가 남자에 비해 내장 감각의 인지가 과장되고, 직장 감각의 역치가 낮고, 대장 통과 시간이 길고 대변량이 적어서 그렇지 않을까 생각되고 있다. 과민성 대장 증후군은 젊은 사람에서 유병률이 높으며 50세가 넘으면 감소한다. 우리나라에서의 과민성 대장 증후군의 유병률은 2.2~6.6퍼센트로 서양인에 비해 낮다. 이는 한국인이 서양인에 비해 배변 훈련이 엄격하지 않아 항문적 성격자보다 구강적 성격자가 더 많기 때문이라고 여겨진다.

과민성 대장 증후군을 가진 사람들이 모두 병원을 찾는 것은 아니다. 과민성 대장 증후군을 가지고 있는 사람들의 5퍼센트만이 병원을 찾게 되고 환자로 분류된다. 아버지가 과민성 대장 증후군으로 병원을 다니면 그 아들도 성인이 되어 과민성 대장 증후군으로 병원을 다니는 경우가 많아 가정 환경이 매우 중요하다는 것을 알 수 있다.

병원을 찾아 환자로 분류되는 사람과 찾지 않고 그러려니 지내는 사람 사이에는 정신적으로 커다란 차이가 있다고 한다. 즉 병원을 찾아 다녀 과민성 대장 증후군 환자로 진단되는 사람은 그렇지 않은 사람에 비해 꼼꼼하고, 완벽주의자이며, 우울증이 있고, 불안하고 적개심이 심하다고 한다.

증세는 매우 다양해 참을 만하게 아랫배가 살살 아픈 경우부터 수술을 해야 되지 않을까 싶게 복통이 심한 경우도 있다. 때로는 설사와 함께 끈적끈적한 점액이 쏟아져 나와 환자를 놀라게 한다. 반면 대변은 오히려 단단해 배변이 힘든 경우도 있고 때로는 연필처럼 가늘 때도 있다.

복통은 대부분 배변과 함께 사라지게 되나, 항상 배가 가스가 찬 것처럼 빵빵하다고 호소를 한다. 때로 배변을 하고 나서도 배가 묵직이 아파 화장실을 자주 늘락거리게 된다.

배변은 보통 아침에 2~3번 몰아서 하는 'morning rush'의 형태를 취하는 환자가 많다. 식사만 하면 화장실에 뛰어가는 환자도 있고, 심한 경우 하루 10번 이상 화장실을 찾게 돼 일상생활에 지장을 받는 환자도 있다.

과민성 대장 증후군의 진단은 간단하지가 않다. 1989년 각국의 내로라하는 전문가들이 이탈리아 로마에 모여 비궤양성 소화 불량증과 과민성 대장 증후군의 진단 기준을 제시했으나, 여러 가지 문제점이 지적되어 1999년 다시 모여 수정 보완해 그 기준을 다시 제시했다.

첫째, 복부 불편감이나 통증이 있지만 배변을 하면 좋아진다.

둘째, 배변 횟수가 증가하고 복통이나 불편감이 나타난다.

셋째, 대변이 너무 딱딱하거나 묽어지는 등 형태의 변화가 있다.

이 세 가지 증상 중 두 가지 이상이 1년에 합쳐 3달 이상 나타나면 과민성 대장 증후군이라 진단한다. 여기에 진단에 도움이 되는 증상으로 대변 횟수가 하루 3회 이상이거나 주당 3회 미만인 경우, 배변 시 급박감 또는 불완전 배출감(잔변감), 점액 배출, 복부 팽창이나 팽만감 등을 추가했다.

이런 전형적인 진단 기준만 가지고도 과민성 대장 증후군 진단을 내릴 수 있으나 대변 검사, 직장 내시경 검사와 대장 엑스선 검사로 대장에 만성 염증성 병변이나 대장암 등 기질적인 병변이 없는지를 확인해야 한다. 이는 과민성 대장 증후군으로 오랫동안 고통을 받아 오면서 큰 병이 있지 않을까 걱정하는 환자에게 나쁜 병이 없음을 확인시켜 주는 것이 치료의 첫걸음이기 때문이다.

약물 투여보다는 식이 습관의 개선을 우선 추천한다. 섬유소가 많은 채소, 과일, 현미나 정제된 섬유소를 먹으면 대변이 많아지고 굳어지며 대장의 경직을 완화시켜 복통도 감소하고 배변 습관도 좋아질 수 있다.

섬유소와 함께 항경련제, 신경 안정제의 투여도 환자에게 도움을 줄 수 있다. 그러나 더 중요한 것은 환자가 정신적 스트레스나 불안증, 우울증 등에서 벗어날 수 있도록 환자, 가족, 의사가 함께 노력해야 한다는 것이다.

단, 다음과 같은 경우는 과민성 대장 증후군이 아닐 가능성이 높으므로 반드시 병원을 찾아 대장 검사를 받아야 한다.

- 50대 이후 성인이 최근 몇 개월 사이에 갑자기 과민성 대장 증후군이 생긴 경우

- 최근 6개월~1년 사이에 체중이 10퍼센트 이상 감소한 경우

- 자다가도 배가 아프거나 변의가 있어 깰 경우

- 항문으로 피가 나오거나 대변에 피가 섞여 있을 경우

3

설사, 복통, 복부 팽만, 부글거림, 심한 변비

대장 게실

모 연구소 소장인 김 씨는 배에 가스가 잔뜩 차고 부글거리며 설사도 자주하고 복통이 있었으나 연구소 직원들과의 잦은 회식 때문이려니 하고 지냈다. 그러나 시간이 지날수록 증상이 심해져 직장 근처의 병원에서 대장 엑스선 사진을 찍어 보니 대장 게실이 있다고 해 외래를 방문했다.

식생활이 서구화되면서 서양인에게 많은 이 병이 우리나라에서도 급격히 늘어나고 있다. 대장 게실은 대장 내벽 점막층이 약해진 근육층 벽을 따라 삐져나가 꽈리나 포도송이처럼 된 것으로 그 크기는 1밀리미터에서 수 센티미터까지 다양하다.

서울 대학교 병원에서 대장 조영술을 받은 환자 중 대장 게실이 발견된 경우는 1970년대 밀에는 0.3퍼센트였으나 1991년도에는 6.1퍼센트로 12~13년 사이에 20배 이상 증가했고 2000년대부터는 그 빈도가 서양인과 비슷할 정도로 증가하고 있다.

성별로는 2대 1 정도로 남자가 많고 40대 이후가 전체 환자의 80퍼센트 이상을 차지한다. 서양인에게는 대장 게실이 매우 흔한 질환으로 전체 성인의 8퍼센트 정도에서 발견되며 50세 이상이면 30퍼센트 정도가 대장 게실을 갖고 있다.

대장 게실의 호발 부위는 동서양에 따라 다르다. 서양인에게는 주로 대장의 아랫부분인 S양 결장에서 65퍼센트가 발견되나, 동양인에서는 대장의 윗부분인 상행 결장에서 75퍼센트가 발견된다. 정확한 이유는 모르나 서구 국가로 이주한 동양인에서 S양 결장 쪽에 대장 게실이 증가하는 것으로 보아 식생활과 관련이 있어 보인다.

대장 게실은 곡식을 정미해 먹기 시작하면서 생긴 병이다. 10분도 정도로 정미된 곡식은 껍질에 있던 섬유소가 거의 제거된다. 이런 곡식을 먹게 되면 섬유소의 섭취량이 적어지기 때문에 대장 내 내용물이 적어서 내장이 상한 수축을 일으켜 압력이 올라간다. 이렇게 된 상태에서 나이가 들면 약해진 대장 벽을 대장 안층이 빠져나가 게실이 생기게 되는 것이다.

대장 게실을 가진 환자의 대부분은 별다른 증상이 없으나, 김 씨처럼 설사, 복통, 복부 팽만, 부글거림이 있을 수 있고 때로는 심한 변비를 일으킬 수 있다.

흔하지는 않으나 대장 게실에 염증이 생겨 합병증이 생기면 위험하다. 복부의 좌측 아래에 있는 S양 결장 쪽에 생긴 게실염은 그 임상 양상이 급성 충수염과 비슷해 좌측 충수염이라 불리기도 한다.(급성 충수염은 오른쪽 아랫배에 통증이 생긴다.)

대장 게실은 그 벽이 매우 얇아 염증을 일으키면 쉽게 구멍이 뚫려 복막염을 일으킬 수 있고 심한 출혈을 일으켜 환자가 응급실을 찾게 되

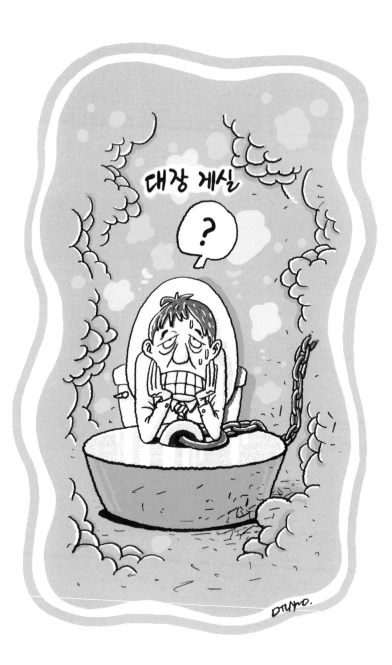

기도 한다. 실제 노인에게서 가장 흔한 하부 장관 출혈의 원인이 대장 게실이다.

증상이 없으면서 대장 엑스선 검사나 대장 내시경 검사로 발견된 대장 게실은 치료할 필요가 없으나, 복통, 배변 습관의 변화 등의 증상이 있으면 섬유소가 많은 현미, 과일, 채소 등을 많이 섭취하는 식이 요법으로 증상을 완화할 수 있다. 그러나 일단 생긴 대장 게실은 원상 복구되기 어려우므로 평소에 섬유소가 많은 음식을 섭취해 애당초 대장 게실이 생기지 않도록 유의해야 한다.

4

대장이 온통 헐어 버리는 병

궤양성 대장염

공과 대학 4학년 강 씨는 2~3년 전부터 시작된 피고름이 섞인 설사, 복통 때문에 고생하다 결국 휴학했다. 학교 보건소 등에서 대장에 염증이 있다는 소리는 들었으나 별 치료 없이 지내다가 증세가 악화되어 서울 대학교 병원으로 옮겨 검사한 후 궤양성 대장염이라는 진단을 받아 현재 착실히 치료 중이다.

궤양성 대장염이란 대장이 온통 헐어 버리는 병이다. 서양인에게서나 자주 보던 병이 요즘 우리나라 사람들에게도 발병하고 있다. 서양인에서 궤양성 대장염의 유병률은 인구 10만 명당 35~100명 정도이나, 일본이나 한국에서는 이보다 훨씬 적어 10만 명당 6~7명 정도로 서양인에 비해 10분의 1 수준이다. 그러나 과거 10~20년간 동양인에서의 궤양성 대장염의 급격한 증가 추세로 보아 앞으로 동서양의 차이가 점차 줄어들 것으로 보인다. 이 병의 원인은 아직 잘 모르나 한국인이나 일본인에서 최근 20~30년 사이에 급격히 증가하는 것으로 보아 서구화된 음식과 환경이 관련이 있을 것으로 보인다.

이 병을 가진 환자의 핏속에 대장 상피 세포에 대한 항체가 발견되고 관절염, 피부염, 담도염 등이 병발되는 경우가 많아 자신의 조직에 거부 반응을 일으키는 자가 면역 기전이 중요 발생 기전으로 생각된다.

일반인에 비해 가족 내 유병률이 35~100배 정도 높고, 백인에게 호발하고, 백인 중에서도 유태인에 많은 것으로 보아 유전적 요인도 중요해 보인다. 최근에는 이 병의 발생과 관련이 있는 몇 가지 유전자 변형이 발견되어 그 원인을 규명하는 데 서광이 비치고 있다.

궤양성 대장염 환자는 피고름이 섞인 대변을 하루에도 10여 번씩 보며 심한 복통이 있고, 대변을 보고 나서도 시원하지 않은 증세가 심해 하루 종일 화장실에 들락거려야 한다. 이런 증상이 세균성 이질처럼 1~2주에 끝나는 것이 아니고 수년, 수십 년간 좋아졌다 나빠졌다 하면서 환자의 애를 말리게 한다. 과거 이 병을 잘 모를 때는 이질로 오진해 환자가 숱한 고생을 한 경우가 많았다.

직장 내시경 검사와 대장 엑스선 검사 등으로 경험이 있는 전문의라면 쉽게 진단을 내릴 수 있다. 직장 직상방부터 대장 내벽을 사포로 박박 문질러 놓은 것처럼 헐고 피가 줄줄 나는 특징적 소견을 보일 경우 직장 S양 결장 내시경 검사를 해 보면 쉽게 진단할 수 있다. 단, 세균성 이질, 아메바성 장염, 방사선 장염 등도 비슷한 증상과 검사 소견을 나타낼 수 있으므로 감별에는 조심해야 한다.

궤양성 대장염의 치료는 간단하지 않다. 병변의 침윤 정도, 병의 활동성에 따라 치료 방침이 다르다. 궤양성 병변이 직장이나 S양 결장 등에만 국한되어 있는 경우는 항문을 통해 스테로이드나 메살라진 등으로 관장 치료하면 좋은 효과를 기대할 수 있다. 병변이 이 부위를 넘어서 하행 결장까지 파급되어 있고 병의 활동성이 경증이거나 중등증 정도라면 경구로 스테로이드, 설파살라진(또는 메살라진)을 투여하면 된다.

증상이 심하면 입원 치료를 해야 한다. 하루 10회 이상 피가 섞인 설사를 하고, 고열이 나고, 맥이 빠르며 빈혈이 있고, 혈액 내 백혈구 수가 증가되어 있으면 중증이므로 반드시 입원해 금식으로 장을 쉬게 하면서 약물 치료를 해야 한다. 중증이 아닌 경우는 외래로 다니면서 약물 치료로 충분하나 병이 심하건 심하지 않건 대부분이 장기 치료를 요하므로 처음부터 경험 있는 소화기 내과 전문의의 진료를 받는 게 좋다.

적절한 약물 치료로도 잘 반응하지 않거나, 심한 출혈, 독성 거대 결장, 천공 등의 합병증이 생기면 수술해야 한다. 수술은 대장 전체를 잘라 내야 하는 큰 수술이다. 궤양성 대장염은 수술로 대장 전체를 잘라내면 재발하지 않는다. 궤양성 대장염은 대장 이외의 다른 장기에는 생기지 않기 때문이다. 요즘은 항문을 보존하는 수술법이 개발되어 있어 그 전처럼 대장을 절제한 후 인공 항문을 배에 달고 다닐 필요가 없다.

궤양성 대장염의 또 다른 문제는 이 병에서 대장암이 잘 발생한다는 것이다. 궤양성 대장염에 걸려 적절히 치료하지 못하면 10년 후에는 3퍼센트 정도에서 대장암이 발견되고, 25년이 지나면 환자의 25퍼센트 정도에서 암이 생기는 악질 중의 악질이다. 궤양성 대장염 병변이 대장 전체의 반 이상 넓게 퍼져 있고, 병을 앓은 지 7년 이상이 되면 매년 대장 내시경 검사로 대장암이 발생되는가를 주의 깊게 살펴보아야 한다.

궤양성 대장염은 대부분 적절한 약물 치료로 치료할 수 있다. 귀찮고 성가신 병이긴 하지만 환자의 꾸준한 인내와 의사의 정성으로 고칠 수 있는 병이라는 것을 다시 한번 말해 두고 싶다.

5

끈기와 성의로 싸워 이겨야 할 병

크론병

전자공학과 대학원생인 고 씨는 심한 복통, 설사, 체중 감소로 몇 개월째 고생을 하다 지방 병원에서 결핵성 대장염이라는 진단을 받아 항결핵제를 투여받았다. 그러나 고 씨는 병세가 더욱 심해져 서울 대학교 병원 응급실을 통해 입원했다.

진단 결과 크론병이었다. 크론이라는 사람이 처음 이 병을 자세히 기술한 데서 붙여진 병명이다. 우리나라 사람에게서는 거의 없으리라 생각했던 이 고약한 병이 요즘 차차 눈에 띄게 늘어나고 있다. 이 병에 걸리면 대장과 소장이 심하게 헐고 좁아져 막히게 된다. 궤양이 장을 뚫고 나가 옆의 장이나 항문 주위, 피부, 방광 등에 구멍을 뚫어 누공을 만들고 배에 커다란 구멍을 내서 이리로 대변이 나오기도 하고 요도로 오줌과 대변이 함께 섞여 나오기도 해 환자를 몹시 괴롭히는 병이다. 환자는 장기간에 걸쳐 심한 복통, 설사, 체중 감소를 호소하게 된다.

소아에게 발생하면 체중이 불지 않고 성장도 멈춘다. 소장, 대장뿐 아니라 관절, 피부, 간, 눈에도 염증이 생겨 환자는 더욱 고생하게 된다.

이 병이 왜 생기는지 아직 잘 모르지만 궤양성 대장염처럼 체질이 바뀌어서 생긴 자가 면역 기전으로 인한 병의 일종이라 생각된다. 장내에 있는 세균이나 음식물 등에 이상 과민 반응을 일으켜 장에 염증이 생기는 것으로 여겨진다.

장 점막에 때로 결핵균과 비슷한 균이 병변 부위에서 발견되기도 하나 병원성 생물체로 인한 감염성 병은 아니다. 유전적 소인도 있다. 이병이 많이 걸리는 집안이 있으며, 크론병을 가진 부모의 경우 자식들에게 이 병이 발생될 확률이 일반인에 비해 높다. 크론병 발생과 관련이 있는 몇 가지 변형된 유전자가 최근 발견되어 그 원인을 밝히는 길잡이가 되고 있다.

궤양성 대장염과 달리 크론병은 흡연자가 발병 빈도가 2배 높다. 반면 궤양성 대장염은 흡연자가 발병 빈도와 중증도가 담배를 피우지 않는 사람보다 낮다.

미국과 유럽에서의 역학 조사에 따르면 도시화, 공업화가 이 병의 발생과 깊이 연관되어 있다고 한다. 도시화, 공업화에 따른 식수 오염, 공해 등이 한몫을 했으리라 생각한다.

진단은 쉽지 않으며 환자들의 증상이나 장 엑스선, 장 내시경 소견상 비슷한 양상을 보이는 병들이 많기 때문에 감별 진단에 어려움을 겪게 된다. 대장이나 소장에 밭고랑을 파 놓은 것 같은 길고 깊은 궤양이 다발성으로 생기며 궤양 주위에 자갈을 깔아 놓은 것 같은 모양을 띠는 것이 특징이다.

병변은 소장과 대상 전체에 띄엄띄엄 넓게 퍼져 있다. 조직 검사를 해 보면 특징적인 육아종이 절반 이상에서 관찰되나 장결핵에서도 비슷한 것이 보일 수 있으므로 감별에 애를 먹게 된다. 실제로 서울 대학교 병원에서 크론병으로 확진된 예의 절반은 초기에 장결핵으로 오진돼 결핵 치료를 받은 경력이 있다. 10~20대의 젊은 환자에게서 소장이나 대장에 깊은 궤양이 발견되었을 때 치루를 앓고 있거나 치루로 수술받은 경력이 있으면 크론병일 가능성이 아주 크다.

크론병은 임상 증상이 다양하고 치료를 해도 대부분 증상이 좋아졌다 나빠졌다를 반복하고 병변 자체도 증상의 경중과 비례하지 않아 치료 방침을 결정하는 것이 쉽지 않다. 그래서 인위적으로 크론병 활성도 기준을 만들어 점수를 계산해 치료 방침을 결정하고 있다.

① 설사 횟수, ② 복통의 정도, ③ 전신의 안녕감, ④ 관절염, 피부 증상, 안구 증상, 누공 혹은 농양, 고열 여부, ⑤ 설사 때문에 지사제를 복용하는지 여부, ⑥ 복부 종괴, ⑦ 빈혈의 정도, ⑧ 표준 체중과 환자 체중의 차이, 이 여덟 가지 기준에 각각 상수를 곱해 그 합을 내 일정 수치 이상이면 활동성으로 간주해 항염증제, 면역 억제제 등으로 강력한 치료를 시작하고 일정 수치 이하이면 회복기로 간주해 재발 방지용 약물 투여를 권장한다.

일단 병이 좋아졌다 할지라도 재발을 막기 위해 항염증제나 면역 억제제 같은 약물을 장기간 투여하는 것이 무엇보다 중요하다. 최근에는 이 병의 염증 매개체들에 대한 항체를 생산해 치료하기도 한다. 대표적인 것이 인프릭시맵이라는 약으로 염증성 장 질환을 일으키는 대표적 염증 매개체의 하나인 항종양 괴사 인자에 대한 항체이다. 이 약은 혈액 내 떠돌아다니는 항종양 괴사 인자와 장 점막 내의 대식 세포와 림프 세포 표면에 붙어 있는 항종양 괴사 인자와 결합해 염증을 치료한다. 장과 피부가 뚫리는 장-피부 누공, 항문 주위 누공과 같은 크론병의 합병증은 물론이고 다른 약물 치료에 반응하지 않는 활성도가 높은 크론병에 좋은 치료 효과를 나타낸다. 약값이 비싸고, 주기적으로 투여해야 효과가 지속된다는 단점이 있다. 앞으로 환자들의 경제적 부담을 줄이기 위해 효과는 비슷하면서도 저렴한 약물이 나오길 기대한다.

궤양성 대장염은 약물 치료에 반응하지 않거나, 심한 합병증이 생길 경우 대장 전체를 미련 없이 자르면 재발을 막을 수 있다. 반면 크론병은 병변 부위를 수술로 잘라 내더라도 거의 대부분의 환자에서 남아 있는 소장이나 대장에 크론병이 1년 내에 재발하기 때문에 어떻게든 약물 치료로 환자를 수술장에 보내지 않도록 노력해야 한다. 그러나 불행히도 크론병 환자들은 누공, 협착 등의 내과적 치료에 반응하지 않는 합병증 때문에 절반 이상이 일생에 한 번 이상 수술을 받게 된다.

크론병은 끈기와 성의를 가진 소화기 전문 의사가 평생 환자, 보호자와 한 팀을 이뤄 싸워 이겨야 할 병마이다.

6

항결핵제로 치료할 수 있는 병

장결핵

22세 대학생 이 씨는 최근 갑자기 배가 심하게 아파 서울 대학교 병원 응급실을 찾아왔다. 그녀는 장폐쇄증으로 진단되어 밤새 내과적 치치를 해 보았으나 증세가 호전되지 않아 다음날 아침 수술을 받았다. 수술해 보니 장결핵이었다.

소장의 맨 끝부분인 회장이 장결핵으로 군데군데 심한 협착이 있었다. 가끔 배가 아프고 설사는 했으나 마른 것 외에는 별다른 증세가 없어 병을 모르고 지내다가 장결핵이 심해져 수술까지 받게 된 것이다.

1960년대부터 본격 시작된 결핵 퇴치 사업 덕분에 우리나라 국민의 결핵 유병률은 많이 줄어들어 1990년 통계에 따르면 국민의 1.8퍼센트가 폐결핵을 앓고 있었고 최근에는 0.3퍼센트로 그 유병률이 현격히 줄어들었다.

미국이나 유럽 선진국 사람들에게서는 보기 힘든 병이 결핵이다. 그 중에서도 장결핵은 매우 드물어 미국에서는 병실에 장결핵 환자가 들어오면 의사들이 구경을 하러 올 정도이다. 그러나 우리나라 사람들에게 과거 만성인 염증성 장 질환 중 제일 흔한 것이 장결핵이었다. 이제는 결핵 퇴치 사업으로 폐결핵이 급격히 줄어들면서 장결핵의 빈도도 급격히 줄어들었다.

반면 장결핵이 줄어든 대신 과거 우리나라에서는 보기 힘들었던 크론병이 증가해 장결핵과 크론병의 빈도가 비슷해져 임상 양상이 비슷한 두 질환의 감별이 어려울 때가 많아졌다.

장결핵은 그 증상이 매우 다양하지만 특징적인 것은 없다. 복통, 설사, 식욕 감퇴, 체중 감소, 발열, 피로 등이 주된 증상이며 환자 진찰 시 영양 상태가 나쁘고 오른쪽 아랫배를 누르면 아파하고 뭉치 같은 것이 만져지기도 한다. 이는 주로 장결핵이 소장의 끝부분인 회장과 대장이 시작되는 부위인 맹장에 잘 발생하기 때문이다. 장 출혈, 천공, 패쇄 등의 합병증이 나타나 응급실로 실려 오는 환자도 있다.

장에 결핵균이 침입 염증을 일으키는 기전에 대해서는 여러 가지 설이 많으나 주로 복부 임파선 등에 숨어 지내던 결핵균이 우리 몸의 저항력이 떨어지는 틈을 타 재활성화되어 주위 장기에 침윤하는 것으로 알려져 있다. 장결핵을 가진 환자가 폐에 활동성 결핵을 가지고 있는 경우는 과거 절반 정도 되었으나 폐결핵의 감소로 인해 요즘은 이보다 훨씬 적다.

장결핵의 진단은 그리 쉽지 않다. 대장 엑스선 검사, 대장 내시경 검사, 소장 엑스선 검사 등으로 병소는 쉽게 찾아낼 수 있으나 비슷비슷한 병이 많아 감별이 어렵기 때문이다.

장결핵은 크론병, 베체트 장염, 대장암 등과 감별해야 한다. 내시경 검사로 조직을 떼어 내 병리 검사로 결핵균이나 결핵의 특징적 소견인 건락성 육아종이 발견되어 장결핵 진단에 결정적 도움을 받는 경우는 반도 못 되고 나머지는 임상 증상과 검사 소견 등을 종합해 결론을 내리게 된다.

여러 검사로도 감별이 잘 안 되는 경우 일단 결핵 치료를 해 보는 것이 최선책이다. 장결핵의 경우 항결핵제를 투여하면 1~2주 내 열이 없어지고 환자의 컨디션이 좋아지며 식욕이 좋아져 잘 먹기 시작한다. 1~2개월 후 대장 엑스선 검사나 내시경 검사를 해 보면 몰라보게 좋아진 것을 확인할 수 있다.

특별한 합병증이 없는 한 장결핵은 요즘의 항결핵제로 잘 낫는다. 1년간의 끈기 있는 투약으로 환자는 완전히 다른 사람으로 변해 담당 의사가 놀라기도 한다.

7

장이 아프면 입안이 헌다

베체트 장염

구 씨는 이번 입원이 두 번째이다. 7~8개월 전 갑자가 아랫배가 심하게 아파 동네 병원에 갔더니 급성 충수염이라고 진단받아 수술을 받았다. 그러나 개복해 보니 급성 충수염이 아니고 소장의 끝부분인 회장이 터졌던 것이었다. 병변이 있던 부위를 잘라 내고 무진 고생을 한 후 3주 만에 실밥을 빼고 퇴원했다. 그러나 몇 개월 만에 다시 아랫배가 아프고, 설사를 자주 해 수술받았던 병원에 갔더니 큰 병원에 가 보는 게 좋겠다는 이야기를 듣고 서울 대학교 병원에 오게 되었다.

대장 내시경을 해 보았더니 전에 잘라 내고 대장과 이은 소장 부위에 커다란 궤양이 생겨 있었다. 베체트 장염이었다. 터키 의사인 베체트가 1937년에 환자를 자세히 관찰 후 자신의 이름을 붙여 베체트 장염이라고 부른다.

이 병은 구 씨에서처럼 장이 헐고 터지는 것뿐만 아니라 우리 몸의 여러 곳을 병들게 한다. 입안이 심하게 헐거나 성기 근처가 헐기도 하고 눈 속에 염증이 생겨 시력 장애가 생기며 피부에 발진이 잘 생긴다. 이외에 관절염, 뇌염, 혈관염, 부고환염 등도 생길 수 있다. 이런 병변들이 한꺼번에 다 나타나는 것은 아니고 번갈아 가며 여기저기 나타나게 된다. 구 씨도 과거 입과 성기 근처가 자주 헐었으나 대수롭지 않게 여기고 지냈다.

서울 대학교 병원에서 베체트 장염으로 진단된 예들에서 구강 궤양은 거의 대부분에서, 성기 궤양은 절반 이상에서, 피부 발진은 25퍼센트 이상에서 나타나고 있어 이유 없이 구강이나 성기 궤양이 생기며 배가 아픈 사람은 베체트 장염을 의심해 보아야 한다.

이 병의 원인은 모른다. 병변 부위 조직 검사를 해 보면 혈관에 심한 염증이 있으나 왜 생기는지 잘 모른다. 밖에서 병원균이 들어오거나 독소가 들어와서 생긴 것은 아니고, 우리 몸에서 면역 기전이 뒤틀려서 생긴 것이 아닐까 추측한다.

베체트 장염은 서양인에게는 드물고 동양인에게 많은 병이다. 동남아시아와 중동아시아에 특히 많다. 우리나라와 일본은 이 병의 빈도가 높은 것으로 알려져 있다.

초기 진단은 어려운 편이다. 또한 특이한 진단 검사법이 없어 여러 나라에서 여러 학자들이 나름대로의 진단 기준을 만들었다. 1987년 일본 진단 기준과 1990년 국제 베체트 장염 연구소에서 정한 진단 기준이 가장 많이 사용되고 있다.

일본 진단 기준에서 주증상은 ① 재발성 구강 궤양, ② 홍반성 결절 등 피부 증상, ③ 홍채와 모양체염 등 안구 증상, ④ 외음부 궤양 4가지가 있고 부증상은 ① 관절염, ② 부고환염, ③ 위장관 궤양, ④ 혈관염, ⑤ 중추 신경계 이상 5가지가 있다. 주증상 4가지가 다 있거나 주증상 3가지와 부증상 2가지 이상이 있을 때 베체트 장염으로 진단을 내리도록 권고했으나 이에 대한 반대 의견도 많다. 진단 기준에 따르면 주증상이 나타나지 않고 부증상만 나타나기도 하기 때문이다. 일부 환자들은 베체트 장염이 심해 구강, 피부, 안구 병변보다도 장증상이 주증상처럼 되는 수가 많다.

그래서 베체트 장염의 감별 진단은 아주 어렵다. 입안이 헐거나 성기가 헐거나 장이 허는 것은 매우 다양한 원인이 있기 때문에 감별 진단이 쉽지 않다. 즉 장이 화산 분화구처럼 심하게 헌 환자에서 입이 헐고 성기가 헐고 피부 발진이 생기면 베체트 장염으로 쉽게 진단을 내릴 수 있을 것 같으나, 장이 허는 병은 장결핵, 크론병 등 다양하고 이때도 구강 궤양, 피부 발진, 안구 증상이 병발될 수 있으므로 감별이 어렵다. 그러나 성기 궤양이나 중추 신경계 이상 등은 베체트 장염에만 나타나는 증상이므로 이런 것들이 장염과 같이 나타나면 감별에 도움이 되겠다.

이 병의 고약한 점은 우리 몸의 여러 곳을 침범할 뿐 아니라, 약물 투여에 잘 반응하지도 않고, 좀 나았다가도 반드시 재발한다는 점이다. 장이 심하게 헐거나 터져 수술을 하면 구 씨처럼 대부분 1년 이내에 수술 부위 근처에서 재발한다.

그렇다고 포기할 병은 아니다. 스테로이드, 이뮤란 같은 면역 억제제, 설파살라진 같은 항염증제, 콜키신 같은 약제들을 동시에 투여함으로써 좋은 효과를 볼 수 있기 때문이다.

서울 대학교 병원에서도 베체트 장염의 경우 절반 이상에서는 병변의 호전 내지 완치를 관찰할 수 있었다. 중요한 점은 병이 어느 정도 좋아지거나 완치되더라도 재발이 되지 않도록 약물 투여를 계속해야 한다는 것이다. 그러나 베체트 장염에 쓰이는 약물은 부작용이 많으므로 반드시 전문의의 지도를 받아야 한다. 환자의 군건한 투병 의욕, 의사의 정성스러운 치료만 있다면 얼마든지 이겨 낼 수 있는 병이다.

8

망치로 얻어맞은 것처럼 갑자기 배가 아파

급성 장간막 허혈과 허혈성 대장염

심근 경색증으로 통원 치료 중인 53세 이 씨가 심한 복통을 호소하며 응급실에 왔다. 바로 전날 9시쯤 갑자기 망치로 배를 얻어맞은 것처럼 심하게 배가 아파 체했는 줄 알고 집에 있는 소화제를 먹어 보았으나 점점 더 심해져 응급실로 실려 오게 되었다.

응급 혈관 조영술 후 수술을 시작했다. 심장에서 떨어져 나온 혈괴가 주로 소장에 피를 공급하는 상부 장간막 동맥을 막고 있었다. 혈관 내 혈괴를 제거하고, 피가 흐르지 않아 썩은 소장의 많은 부분을 제거하는 대수술을 시행해 환자의 목숨은 건졌으나 앞으로 영양 흡수 장애 등 여러 가지 건강상 문제가 생기게 되었다.

우리나라 사람들에게 육류 소비가 증가하는 등 식생활이 서구화되면서 요즘 늘어난 병이 협심증, 심근 경색증 등 동맥 경화로 인한 질환이다. 동맥 경화는 우리 몸의 혈관 어디에나 온다. 뇌 혈관, 관상 혈관, 복부 혈관, 하지 혈관 등 가리지 않는다.

50세 이상의 환자, 특히 심근 경색증, 심부전증, 부정맥 등이 있는 환자에서 망치로 얻어맞은 것처럼 갑자기 배가 아프면 이 씨가 앓았던 급성 장간막 허혈을 의심해 보아야 한다.

과거에는 많지 않던 이 병이 최근 급격히 증가하고 있다. 이 병은 조기에 발견해 치료하지 않으면 장에 피가 흐르지 않아 썩어서 괴사성 장염, 장 천공, 복막염 등이 되어 그 사망률이 50퍼센트 이상이나 되는 무서운 병이다. 하지만 응급 혈관 조영술 등으로 조기에 정확한 진단만 내리면 때로는 수술하지 않고도 혈관 속의 혈괴을 제거해 환자를 소생시킬 수 있다.

급성 장간막 허혈은 60세 이상의 장년층이나 노인들에게 잘 생기는 병이다. 특히 심근 경색증, 심장 부정맥, 심부전, 동맥 경화, 고혈압 등을 앓고 있으면 허혈성 장 질환에 걸릴 확률이 높다. 동맥 경화를 일으키는 고혈압, 당뇨병, 고콜레스테롤혈증 등을 잘 치료하고 금연하는 것이 이 병의 근원적인 예방법이라 하겠다.

급성 장간막 허혈과 달리 허혈성 대장염은 대장으로 가는 피가 직접 막혀서 오는 경우는 드물고 심한 변비, 대장 게실염, 직장암 등으로 인해 대장이 막혀 대장 내 압력이 높아져 대장으로의 혈액 순환이 잘 안 돼 대장 벽의 출혈, 괴사가 일어나는 병이다. 주로 60세 이상의 고령이거나 고혈압, 당뇨병, 심혈관계 질환이 있는 사람에게서 발생한다.

대장 엑스선 검사나 대장 내시경 검사 시 대장 점막의 부종, 궤양, 전형적인 점막하 출혈 소견으로 쉽게 진단 내릴 수 있다. 복통과 혈변이 갑자기 나타나지만 급성 장간막 허혈처럼 정도가 심하지 않다. 또한 치료에 촌각을 다투지는 않으며 전반적으로 예후는 좋다.

50퍼센트의 환자는 치료 없이도 1~2일 사이에 증상이 없어지고 1~2주

이내에 자연 치유된다. 그러나 10~20퍼센트에서는 전격성으로 중한 경과를 밟아 수술을 받아야 하고 나머지 25퍼센트는 만성 허혈성 대장염이 되어 합병증으로 장의 협착이 일어나 만성적으로 복통, 변비, 혈변 등이 생긴다.

허혈성 대장염이 쉽게 발생할 수 있는 60세 이상의 고위험군에서 선행 인자인 변비, 대장 게실염, 대장암 등을 적절히 치료해 예방하는 것이 무엇보다 중요하다.

9

사람만 가지고 있는 것

치핵

대변에 피가 묻어 나오거나 항문에서 빨간 피가 뚝뚝 떨어진다면 누구든지 놀랄 것이다.

항문 출혈의 원인은 매우 다양하다. 대장암, 대장 용종, 궤양성 대장염, 대장 게실, 혈관종, 혈관 확장, 허혈성 장 질환, 방사선 장염 등에서 항문 출혈이 관찰된다. 그러나 항문 출혈의 제일 흔한 원인은 항문에 생긴 치핵이다. 치질이라는 단어로 많이 쓰이고 있으나 치핵이 올바른 용어이다.

치핵은 원래 누구나 정상적으로 가지고 있으며, 항문 주위 정맥총과 결체 조직으로 이루어져 있어 항문의 완충(쿠션) 역할을 해 주는 조직인데 반복적으로 배변 시 힘을 쓰게 되면 밖으로 밀려 나와 부어올라 병적인 상태의 치핵이 된다. 치핵은 동물 중에서도 유일하게 사람만 가지고 있다고 한다.

보통 치핵이라는 단어는 부어올라 배변 시 항문 출혈을 일으키는 병적인 상태의 치핵을 지칭하게 된다. 네 발로 기어다니는 동물은 사람과 달리 항문 쪽에 압력이 걸리지 않아 정맥압이 높아지지 않기 때문에 치핵이 병적인 상태가 되지 않는다.

치핵으로 고생하는 사람은 인구의 5퍼센트 정도일 것으로 추정한다. 치핵은 누구나 걸릴 수 있다. 배변 시 힘을 많이 주는 경우를 비롯해 여러 원인을 찾을 수 있다. 특히 앉아서 일하는 사람, 허리를 꽉 졸라매는 사람, 하제를 남용하는 사람, 관장을 자주 하는 사람, 화를 잘 내는 사람, 임신 중이거나 간경변증이 있는 사람에게서 치핵이 호발하는 것으로 알려져 있다.

피가 가득 차 퉁퉁 부은 정맥총에 염증까지 생겨 정맥 내에 피떡을 만들면 딱딱한 종괴처럼 만져지는데 이것을 혈전성 치핵이라 칭하게 되며 심한 출혈과 통증의 원인이 된다.

치핵은 항문 출혈과 항문으로 치핵이 빠져나오는 탈홍이 주증상이 된다. 혈전성 치핵이 되면 심한 통증과 함께 배변 조절이 안 되어 대변을 옷에 지리게 되며, 분비물이 유출되기도 해 환자를 괴롭힌다.

치핵의 치료는 그리 간단하지 않다. 워낙 원인이 다양하고, 환자가 어떤 원인에 의해 치핵이 생겼는지를 근본적으로 알 수 없기 때문에 치료는 보조적일 수밖에 없다. 우선 배변 습관을 고치도록 해야 한다. 화장실에서 너무 오래 앉아 있거나, 힘을 많이 주지 않도록 교육해야 한다. 매일 온수 좌욕으로 항문을 청결하게 하고 혈액 순환을 좋게 하는 것이 중요하다.

변비를 없애도록 섬유소가 많은 채소, 과일, 현미밥을 먹는 것도 중요하다. 붕산 연고나 좌약을 항문 내로 삽입하는 것도 어느 정도 도움이 된다. 그러나 이와 같은 통상적인 치료 방법은 원인 제거가 안 되기 때문에 결국 보조적일 수밖에 없다.

　자주 재발하거나 증상이 심하고 탈홍이 오면 수술해야 한다. 수술로 치핵을 제거하는 것이 가장 효과적인 방법이긴 하나, 최근에는 칼을 대지 않고 하는 환상 고무 결찰술, 적외선 응고법, 레이저 조사술, 한랭 수술 등의 방법으로 좋은 결과를 기대할 수 있다.

10

대장에 평화를

대장 용종

평소 건강하게 지내던 52세 곽 씨는 회사에서 실시하는 건강 검진 결과 대장에 혹이 여러 개 있으니 정밀 검사를 받으라는 이야기를 듣고 필자의 외래를 방문했다. 곽 씨가 가져온 대장 엑스선 사진을 보니 땅콩만 한 혹이 대장 내에 여러 개 있었다.

대장 용종이었다. 대장에는 내강으로 돌출하는 경계가 분명한 융기성 병변이 많으며 이를 총칭해 대장 용종이라고 한다. 대장 용종은 아주 흔하게 발생하며 우리나라에서도 그 빈도가 급격히 늘어나고 있다. 서울대학교 병원에서 대장 검사를 받은 사람들 중 1970년대 말에는 3퍼센트 정도에서 용종이 있었으나 1980년대 말에는 9퍼센트 정도로 10년 사이에 3배 정도로 그 빈도가 증가했고, 최근에는 50~60세 이상에서는 25~50퍼센트 정도로 발견돼 서양인에서의 빈도와 비슷하게 되었다. 서양인 부검 예들에서는 절반가량이 용종을 갖고 있는 것으로 알려져 있다.

대장 용종은 출혈이나 설사를 일으키기도 하나 대부분 증상이 없고 건강 검진에서 우연히 발견되는 수가 많다. 크기가 1센티미터 이상이 되면 직장 출혈이나 대변 잠혈 반응 검사가 양성이 될 가능성이 높다. 대장 용종이 의학적으로 관심을 끌게 된 것은 이 혹이 대장암으로 발전할 수 있다는 데 있다. 대장암의 거의 대부분은 대장 용종을 거쳐 암이 된다는 것이 통설이다.

대장암이 많은 민족에서 대장 용종도 많고 대장 용종을 절제해 자세히 조사해 보면 한 귀퉁이에 암이 있는 수가 종종 있으며 용종을 십수 년 관찰해 보면 이중 5~10퍼센트가 암으로 변한다는 사실이 이를 입증해 주고 있다.

그렇다고 모든 대장 용종이 암이 되는 것은 아니고, 대장 용종 중에서도 선종성 용종만이 암으로 변한다. 대장 용종의 60~70퍼센트만이 선종성 용종이고 나머지는 암의 위험이 없는 비후성 용종이다. 선종성 용종이나 또 용종이 클수록 융모성 성분 비율이 높을수록, 이형성이 심할수록, 개수가 많을수록 암이 될 확률이 높다.

때로는 용종이 수백 개 내지 수천 개 징그럽게 대장에 깔려 있는 병들도 있는데 이를 용종증이라고 한다. 가족성 용종증이 그 대표적인 것으로 유전되는 병이다. 이 병을 일으키는 유전자도 알려져 있고 부모 중 한 명이 이 병이 걸리면 자식들 중 절반은 이 병에 걸리게 된다. 유전자를 갖고 태어났어도 10대 말까지는 아무 증상이 없다가 20대에 들어서면서 폭발적으로 용종이 생겨 용종이 생긴 지 10~20년 내에 모든 환자들에서 암이 발생한다.

대장 용종이 암이 된다고 지레 겁먹을 필요는 없다. 수백, 수천 개의 용종이 발생하는 가족성 용종증 말고는 수십 개의 대장 용종은 쉽게 제거할 수 있기 때문이다. 용종은 그 모양에 따라 대장 내시경을 이용한 고온 생검술이나 점막하 절제술, 또는 전기 올가미를 이용한 폴립 절제술로 절제한다.

대장 용종은 대부분 건강 검진으로 S양 결장 검사, 대장 내시경 검사를 받으면서 우연히 발견된다. 건강 검진에서 대변 잠혈 반응 검사가 양성이면 대장 용종이 발견될 확률이 20~30퍼센트, 대장암이 발견될 확률이 5퍼센트에 이르므로 반드시 대장 내시경 검사로 전체 대장을 샅샅이 훑어보아야 한다.

요즘 대학 병원이나 대장 전문 병원에서는 대장 내시경 검사 시 발견되는 대부분의 용종은 점막하 절제술로 즉석에서 제거하고 있다. 그러나 모든 용종을 내시경 검사 시 절제해야만 하는 것은 아니다. 암으로 발전할 가능성이 있거나 암을 내재하고 있을 수 있는 선종성 용종만 제거의 대상이 된다. 문제는 제거의 대상이 되지 않는 비후성 용종과는 모양만 보아 가지고는 구별할 수 없고 조직 검사를 해야만 확실히 구분할 수 있다. 그러므로 1차 대장 내시경 검사에서 발견된 모든 용종을 즉석에서 제거하는 시술에 대해서는 아직 이견이 많다. 그런데 대장 용종은 제거한 후라도 다른 부위에서 생길 수 있으므로 3년에 1번 정도는 대장 검사를 해 재발 여부를 확인해야 한다.

대장암의 전 단계 병명인 대장 용종을 손쉽게 제거하게 된 것은 현대 의학의 커다란 발전으로 대장 암의 예방 의학적 측면에서 매우 고무적이다. 그러나 가족성 용종중은 전체 대장에 수백, 수천 개의 용종이 있어 일일이 제거할 수 없기 때문에 할 수 없이 대장 전체를 절제해야 한다.

동물성 음식을 많이 먹는 민족에서 대장 용종의 빈도가 많은 것으로 보아 육류를 선호하는 식습관의 주원인일 것으로 추정된다. 우리나라

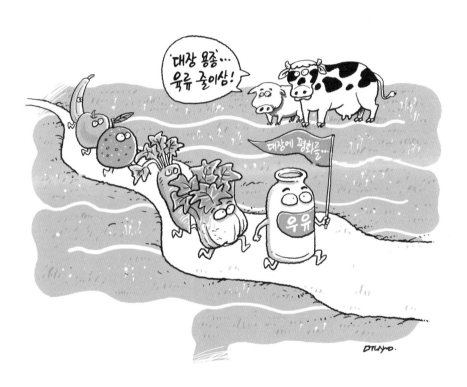

에서도 최근 대장 용종과 대장암의 빈도가 급격히 늘어난 것도 육류 소비의 증가와 관계가 깊을 것이다.

대장 용종의 확실한 예방법은 없으나 동물성 지방이 많은 육류의 소비를 줄이고, 음식 칼로리의 양을 줄이며, 우유나 신선한 채소, 과일을 많이 먹는 것이 예방에 어느 정도 도움이 될 수 있다.

11

새롭게 떠오르는 소화기 암

대장암

우리나라 사람들에게는 소화기계 암이 특히 많은데 위암, 간암, 대장암 등이 주종을 이룬다. 그중에서도 대장암이 요즘 증가하는 추세이다. 2008년 중앙 암 등록 본부의 통계에 따르면 위암, 갑상선암에 이어 대장암이 한국인 발생 암 서열 3위이다. 과거 쇠고기, 돼지고기를 많이 먹지 않고 정미가 덜 된 곡류, 채소 등 섬유소를 많이 먹는 동양인에게 대장암의 빈도는 서양인보다 훨씬 낮았으나 최근에 이르러 식생활이 서구화됨에 따라 차차 늘고 있다.

일본인의 하와이 이민사를 보면 식생활과 대장암 발생이 직접 관련이 있다는 것이 명확해진다. 이민 1세에서의 대장암 발생 빈도는 일본에 사는 사람과 별 차이가 없으나 2세에서는 차차 증가해 3세에서는 하와이 원주민에서의 발생 빈도와 같을 정도로 증가했다.

대장암 발생 빈도는 동물성 지방 및 고칼로리 음식의 섭취와는 비례하고 섬유소의 섭취량과는 반비례한다. 대장암 발병의 위험 인자로는 다음과 같은 것들이 있고 이에 대한 대처법은 다음과 같다.

첫째, 대장 용종 중 선종은 그 크기가 1센티미터 이상이 되거나 여러 개이거나 병리 조직학상 융모 성분 비율이 높고 이형성의 상태가 심하면 암으로 될 가능성이 높아 반드시 제거해야 한다.

둘째, 대장암에 걸려 대장 일부분을 절제한 사람은 수술 후에 2~5퍼센트에서 남아 있는 대장에서 대장암이 생길 위험성이 있으므로 반드시 정기 추적 검사를 받아야 한다.

셋째, 요즘 우리나라에서 빈도가 늘어나고 있는 궤양성 대장염이라는 병은 이유 없이 대장 점막이 헐어 혈변, 복통 등이 수년, 수십 년 지속되는 병인데 이 병에서 대장암의 발생 빈도가 높아 10년이 지나면 환자 중 3.5퍼센트에서 대장암이 발생하며 이후 매년 연 0.5퍼센트씩 대장암 빈도가 증가해 20년이 지나면 12퍼센트, 25년이 지나면 25퍼센트 정도에서 암이 발생한다. 그래서 전체 대장의 반 이상에서 염증이 있고 7년이 경과되면 이때부터 매년 대장 내시경 검사로 전체 대장을 샅샅이 살펴보고 암이 없더라도 일정 간격으로 여러 군데에서 조직 검사를 시행해 암의 전 단계인 이형성 세포 변성이 있는지 확인해야 한다.

넷째, 유전적 병력이 있는 경우이다. 대장암에 걸린 환자의 자녀들은 대장암에 걸릴 확률이 다른 사람들에 비해 3배나 높다. 또 유전적으로 청장년기에 대장암이 빈발해 의학적 관심이 되는 집안도 있다. 유전성 비용종성 대장암 증후군 가계로서 대장암 환자들의 5퍼센트 정도가 여기에 속한다. 이 가계에서는 2대에 걸쳐 암이 발생하고 가족 중 대장암 환자가 3명 이상이나 되고 대장암이 30~40대의 젊은 나이에 발생하며, 여자의 경우는 자궁암 등 다른 암도 발병하기 쉽다. 이 가계에 속한다면 전 가족 구성원이 청년기부터 정기적으로 대장 검사를 받아야 한다. 그러나 대장암 환자의 95퍼센트는 유전적 소인이 없는 예들이다.

대장암은 한창 일할 나이인 장년기의 병이다. 40세부터 그 빈도가 증가하기 시작해 50세부터는 10세 늘어남에 따라 암 발생률이 2배씩 늘어난다. 도시 지역일수록, 사회 경제적으로 상류층일수록 발생 빈도가 높다.

대장암에 걸리면 항문으로 출혈이 있고 변비 또는 설사가 생기며 장 패쇄로 복통, 구토 증세가 일어난다. 그러나 대부분의 경우 암 덩어리가 커지기 전까지는 별 증상이 없으므로 문제가 된다.

상행 결장에 생긴 암은 출혈 이외에는 별 증상이 없어 빈혈이 아주 심해진 후에야 발견하기 쉽다. 반면 하행 결장에 생긴 암은 장 안을 빙 돌아가면서 자라고 이곳의 대변이 딱딱하기 때문에 장을 막아 심한 복통 및 배변 습관의 변화가 오고 피가 직접 항문으로 나와 상행 결장에 생긴 암에 비해 조기에 발견하는 편이다.

대장암은 대장 엑스선 사진이나 대장 내시경 검사로 쉽게 진단할 수 있다. 특히 대장암의 60~70퍼센트가 대장의 제일 아랫부분의 직장과 S양 결장에 생기므로 내시경 검사로 쉽게 진단된다. 초기인 경우 수술로 완치될 확률이 95퍼센트 이상 되나, 암이 주위 임파선까지 퍼진 3기면 치료율이 40~50퍼센트를 밑돌게 된다.

40세부터는 증상이 있기 전에 정기 검진을 받아야 한다. 어느 암이나 마찬가지지만 증상이 있고 나서 발견된 암은 많이 퍼져 있어 예후가 나쁘기 때문이다.

미국 소화기병 학회가 추천하는 대장암 조기 발견 방법은 다음과 같다.

- 1년에 한 번씩 대변에 피가 나오는가를 대변 잠혈 반응 검사를 통해 확인한다.
- 대장암이 잘 생기는 직장에 의사가 손을 넣어 종괴 여부를 검사해 본다.
- 2~3년에 한 번씩 직장과 S양 결장 내시경 검사를 한다.
- 10년마다 대장 내시경 검사를 한다.

이런 방법으로 발견된 대장암은 대부분 병기가 초기인 경우가 많으므로 수술로 완치를 기대할 수 있다.

대장암도 다른 암과 마찬가지로 근원적 예방은 불가능하다. 단지 암이 되기 전의 선종성 용종을 발견해 제거만 한다면 대장암으로의 진행을 막을 수 있어 암 발생의 2차 예방법이 될 수 있다. 유전적, 생물학적, 환경적 원인 요소를 모두 제거해야 1차 예방이 되는데 이론적으로는 불가능하다.

미국 국립 암 연구소에서 암 예방을 위해 추천한 식이 요법 및 생활 방식 개선법은 아래와 같다.

- 하루 전체 섭취 열량 중 지방질 섭취 열량을 30퍼센트 이하로 줄인다.
- 하루 섬유소를 30그램 이상 섭취한다.
- 야채와 과일을 충분히 먹는다.
- 비만을 피한다.
- 음주는 소량만 한다.
- 하루 600밀리그램 이상의 칼슘(우유, 생선, 멸치 등)을 섭취한다.

● 흡연을 하지 않는다.

이 밖에 아스피린, 항염증 소염제, 엽산, 레티노이드 등 항산화제 등을 장기간 복용하는 약품 예방법도 있으나 그 효과에 대해서는 아직 논란의 여지가 많다.

12

항문 출혈이 알려 주는 것

직장암

강원도 속초에서 온 72세 이 씨의 수술 날이다. 환자를 수술실로 보낸 이 씨의 가족들은 걱정이 태산 같다. 직장암이 이미 간으로 퍼져 있어 대장뿐만 아니라 간 절제까지 하는 대수술을 받아야 한다고 하니 그 나이에 잘 견뎌 내기를 바랄 뿐이다.

원래 변비가 있던 이 씨는 가끔 변에 피가 섞여 나오거나 휴지에 피가 묻어도 변비 때문에 그러려니 하고 대수롭지 않게 여기고 지냈다. 그러나 지난 여름부터 항문 출혈이 부쩍 심해져 동네 의원에 갔더니 치핵이라 진단받아 치핵 주사를 항문 주위에 맞았으나 좋아지는 기미는 보이지 않고 오히려 출혈이 심해지며 복통도 생겨 서울 대학교 병원으로 오게 됐다.

수척하고 빈혈이 심한 이 씨의 직장에 손가락을 넣어 보니 손가락 끝에 우둘우둘한 종괴가 만져졌다. 직장암이었다. 초음파 검사를 해 보았더니 벌써 간에 전이가 됐다. 변을 볼 수가 없고 출혈이 심해 직장암과 전이된 간 부위를 절제하기 위해 수술을 해야 했다.

항문에서 피가 나오거나 대변에 피가 섞여 나오는 원인은 여러 가지가 있다. 항문이 찢어져 생기는 치열이나 혈관이 늘어나 생기는 치핵이 가장 흔한 원인이나 대장암, 직장암, 궤양성 대장염, 대장 결핵, 대장 게실, 점막 혈관 확장 등의 병에서도 항문 출혈이 주증상인 경우가 많다. 때로는 치핵이나 치열이 대장암과 같이 있어 진단에 혼선을 가져오기도 한다.

직장은 대장의 맨 마지막 부분, 즉 S양 결장에서부터 항문까지의 부분으로 길이는 15센티미터 정도 되며 평상시에는 대변의 저장고 역할을 한다. 항문 바로 위에 있는 직장에 암이 생기면 연필처럼 가는 변을 보고, 피가 나오며, 배변 시 통증이 있고, 변을 보고 나서도 시원하지가 않다.

실제 직장암으로 진단받은 환자 4명 중 1명은 수술 전에 치핵으로 진단돼 치료를 받은 경력이 있다고 한다. 직장암과 치핵을 같이 갖고 있는 환자가 치핵이 있는 것으로만 진단되어 그럭저럭 몇 개월 또는 몇 년을 지냈다면 직장암이 커지고 전이도 될 수 있어 예후가 나쁠 것은 뻔한 노릇이다. 이 때문에 40~50대에 갑자기 생긴 항문 출혈은 대수롭지 않게 여겨서는 안 된다.

특히 배변 습관의 변화나 체중 감소 등이 있을 때는 항문에 치핵이 있다고 확인되더라도 직장 수지 검사, 직장 내시경 검사 등을 통해 직장암 등의 다른 병이 숨어 있지 않나 확인해 보아야 한다. 항문 출혈이 있을 때에는 물론이고 출혈이 없더라도 40대 이후부터는 1년에 한 번 정도 직장 수지 검사와 3년에 한 번 정도 직장 내시경 검사를 받아 직장암을 조기에 발견하도록 노력해야 한다. 특히 한국인이나 일본인 등 동양인은 서양인에 비해 직장암의 빈도가 높으니 좀 더 신경 쓸 필요가 있겠다.

직장암도 발견되면 대장암과 마찬가지로 수술을 해야 한다. 그러나 직장암이 항문에서 5~7센티미터 이내에 위치하면 수술 시 암 부위와 함께 항문 괄약근을 절제하고 배에 인공 항문을 달아야 한다. 인공 항문을 달면 환자가 매우 불편해하지만, 병의 완치를 위해서는 꼭 필요한 치료 과정이다. 인공 항문을 달고도 정상적인 사회 생활을 영위할 수가 있고 임신도 가능해 건강한 아기를 낳을 수도 있다.

13

뱃속에 혹이 생겼다면

복부 종괴

평소 아프다는 말을 하지 않던 큰 아들이 명치가 아프다고 했다. 명치에 아기 손바닥만 한 종괴가 단단하게 만져졌다. 최근 소화두 안 되고 속도 가끔 쓰렸다고 한다. 떨리는 손으로 운전을 하면서 병원으로 가면서 여러 가지 생각이 들었다. 부인을 유방암으로 잃고 오열하던 외과 의사인 친구 생각이 뇌리를 스쳐 지나갔다.

방사선과 의사의 "들어와서 같이 보시죠." 하는 소리가 귀에 들어왔다. 잠시 후 초음파 검사실에서 나온 후배 의사가 "복벽에 있는 혈괴입니다."라고 말할 때까지 걸린 시간이 얼마나 길게 느껴졌는지 모르겠다.

아들은 1주일 전 테니스를 치다가 공이 명치에 맞은 적이 있으나 별로 아프지 않아 대수롭지 않게 여겼다고 한다. 공에 맞은 복벽 근육 안의 혈관이 터져 혈괴가 생겼던 것이다.

우연히 배를 만졌는데 혹이 있다며 사색이 되어 병원에 찾아오는 사람들이 가끔 있다. 누구에게나 정상적으로 있는 흉골의 아랫부분 연골을 명치에서 우연히 만지고 암 덩어리로 자가 진단해 하얗게 질려 찾아

오는 환자 아닌 환자들도 있다.

복부의 동맥, 대장의 일부분인 맹장, S양 결장, 신장, 대변 덩어리 등은 정상인의 배에서도 만져질 수 있는데 이것들이 우연히 만져져 종괴로 오인되기도 한다. 말라서 배가 홀쭉한 사람일수록 이것저것이 배에서 잘 만져진다.

배에서 혹이 만져질 때 대부분의 경우는 복벽이나 뱃속에 생긴 종괴 때문일 수도 있다. 복벽에 생긴 종괴는 누은 상태에서 환자의 머리를 들게 해 배에 힘을 가해도 배에서 그대로 만져지는 반면, 뱃속에 생긴 종괴는 단단해진 복벽 때문에 배 안쪽으로 밀려서 만져지지 않는다. 그러나 경험이 있는 의사는 촉진만으로도 쉽게 감별할 수 있다.

요즘은 초음파 검사나 컴퓨터 단층 촬영을 통해 뱃속을 훤히 들여다 볼 수 있으므로 종괴가 복벽에서 생긴 것인지, 뱃속에 생긴 것인지, 나아가서 뱃속의 어떤 장기에서 생긴 것인지에 대한 감별이 훨씬 쉬워졌다.

뱃속에 혹이 만져질 때 경계가 불분명하고 우둘투둘하고 움직이지 않으며 아주 딱딱하면 악성 혹일 가능성이 높고, 혹의 경계가 확실히 만져지고 편평하고 이리저리 잘 움직이며 그리 딱딱하지 않으면 양성 혹일 가능성이 높다.

창자가 터져서 생긴 고름 주머니가 뱃속에서 종괴로 됐을 때는 종괴를 만졌을 때 환자는 굉장히 아파하며 종괴는 약간 말랑말랑한 기운이 있다.

여성 환자에게 생기는 난소 낭종은 간혹 무지무지하게 커서 배 전체를 차지해 임신 말기의 배 모양을 하게 되나, 만져 보면 심장 박동이 느껴지는 태아를 임신한 배와는 다르다. 대동맥에서 생긴 동맥류는 펄떡 펄떡 뛰는 종괴로 만져진다.

　배에서 혹 같은 것이 만져진다고 지레짐작해 너무 걱정할 필요는 없다. 정상적으로도 만져질 수 있는 복부 내 장기일 수도 있고, 1~2주일이면 자연히 흡수되어 없어지는 복벽 내의 혈괴일 수도 있다.

　복벽 내 종괴나 정상적으로 만져질 수 있는 장기가 아닌, 병적인 혹이 의심되면 초음파 검사, 컴퓨터 단층 촬영, 나아가서 내시경 검사, 소장 및 대장 조영 검사, 복강경 검사 등을 통해서 혹이 어느 장기에서 생겼으며 어떤 혹인가를 확실히 감별해야 한다. 간혹 여러 가지 검사로도 정확히 진단이 안 되면 외과 의사의 손을 빌려 개복을 해야 하는 경우도 있다.

14

15명 중 1명꼴로 걸리는 병

급성 충수염

세계 여성 골프계를 주름잡고 있는 신지애 선수가 급성 맹장염으로 수술받고 2주째 결장 중이라는 기사가 대서특필된 적이 있으나 사실은 급성 맹장염이 아니라 급성 충수염으로 수술받은 것이다.

급성 충수염은 어쩐 일인지 우리나라에서는 급성 맹장염으로 둔갑해 잘못 불려지고 있다. 충수는 충양 돌기라 불리기도 하며 대장의 시작 부분인 맹장에 긴 벌레처럼 달려 있어 붙여진 이름이다. 충수는 그 길이가 6~7센티미터, 굵기가 7~8밀리미터 정도로 인간이나 유인원에서만 존재한다.

급성 충수염은 수술을 요하는 급성 복통의 원인으로 가장 흔하며 사람이 사는 동안 15명 중 1명은 이 병에 걸리게 된다. 미국에서는 1년에 25만 명이 급성 충수염으로 수술하며 주로 10대와 20대에서 발병한다.

급성 충수염은 딱딱한 대변 덩어리, 충수 내 결석, 충수 내 커진 림프 조직이 충수의 입구를 막아서 생기는 병이다. 충수의 맹장 개구부 쪽이 막히면 충수에서 분비된 내용물이 쌓여 충수가 팽창되며 혈류가 나빠

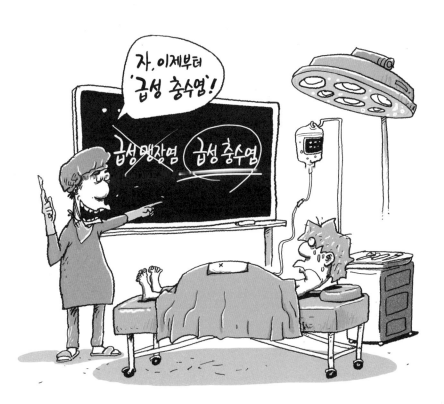

지고 잡균이 자라나면서 급성 충수염이 생기게 된다.

급성 충수염의 초기에는 충수가 있는 우하복부가 아닌 명치에서 통증이 시작되어 통증이 점차 우하복부로 이동한다. 배가 아프고 난 후 구역, 구토, 발열이 생긴다.

과거에는 임상 증상과 우하복부 충수가 있는 곳, 즉 맥버니 압통점을 눌러 보고 환자가 심한 통증을 느끼면 진찰 소견만으로 진단해 오진율이 10~15퍼센트에 이르렀으나, 최근에는 복부 초음파 검사로 충수를 정확히 볼 수 있기 때문에 오진율이 5퍼센트 이내로 줄었다.

복부 초음파 검사에서 염증이 생겨 벽이 두꺼워지고 직경이 8밀리미터 이상 된 통통 부은 충양 돌기를 발견하면 급성 충수염으로 진단한다. 급성 충수염을 수술하지 않고 24시간 이상 방치하면 완전 장폐쇄 때와 같이 충수 내벽으로 오는 피가 막혀 충수 벽이 썩게 되어 천공이 일어나 충수 내 염증과 고름이 복막 내로 쏟아져 나와 복막염을 일으키게 된다. 천공이 없는 급성 충수염이라면 수술로 인한 사망률이 0.2퍼센트 정도밖에 안 되나, 일단 터져 복막염이 되면 사망률은 급격히 증가해 특히 고령에서는 15퍼센트에 이르므로 터지기 전에 수술해 환자를 고생시키지 않아야 한다.

급성이 아닌 경우, 오랜 기간 우하복부 통증이 있을 때 만성 충수염이라고 하는데 실제로 만성 충수염이라는 병은 없다. 간혹 급성 충수염 환자가 너무 늦게 병원에 오거나 초기 진단을 하지 못해 적절한 시기에 수술을 받지 못하고 충수가 터져 충수 주위염이나 충수 주위 농양이 되어 만성 염증의 형태로 며칠, 몇 주를 고생하다 응급실을 찾는 경우는 있다.

15

끓여도 살아 있는 독소

식중독

인도네시아 출장을 갔던 신 씨는 업무는커녕 설사로 죽을 고생을 하다 서둘러 귀국했다. 식중독에 걸렸던 것이다. 세균, 바이러스, 기생충으로 오염된 음식이나 음식에 들어 있는 특정 물질로 인해 일어나는 설사, 복통, 구토 등을 식중독이라고 한다.

포도상 구균이나 바실러스 세레우스로 인한 식중독은 오염된 음식을 먹은 후 수 시간 내에 일어나고 2~3일 내에 저절로 낫는 것이 특징이다. 이 세균들은 음식물 내에서 자라면서 독소를 내놓는데 이 독소는 음식을 끓여도 파괴되지 않는다. 특히 이 균은 고기, 우유, 치즈, 아이스크림, 마요네즈 등의 식품에 잘 자라므로 주의해야 한다.

그리고 이 균들은 집단 식중독의 흔한 원인이 된다. 일본 항공의 비행기에서 기내식 식사 후 승객들이 집단 식중독 증세를 보여 비행기를 회항한 적이 있다. 역학 조사 결과 조리사의 손등에 난 종기에 있던 포도상 구균이 기내식을 오염시킨 원인이었다.

살모넬라 식중독은 계란, 우유를 먹었을 때 일어날 수 있다. 계란 껍데기에 육안으로 보이지 않는 균열이 생기면 산란 시 닭의 배설물 안에 있던 살모넬라균이 계란 안으로 들어가 식중독을 일으킨다. 주방에서 일하는 사람 중 살모넬라균 보균자가 있으면 전염원이 되어 여러 사람에게 식중독을 일으키기도 한다. 심한 설사, 발열 등이 있어 장티푸스로 오인되기 쉽다.

비브리오 식중독은 생선회, 굴, 낙지 등을 생으로 먹었을 때 생길 수 있다. 비브리오균은 민물과 바닷물이 합쳐지는 곳에 많아 이런 곳에서 잡은 생선을 날로 먹으면 식중독에 걸리기 쉽다. 비브리오균은 염도가 높은 젓갈에서도 오랫동안 살 수 있기 때문에 짭짤한 젓갈을 먹고도 식중독에 걸릴 수 있다. 특히 간경변증이 있는 사람은 비브리오균 중에서도 비브리오 불니피쿠스라는 아주 독성이 강한 세균에 감염되기 쉬우므로 각별한 주의가 필요하다. 이 균에 감염이 되면 온 몸에 물집이 생기며 괴사가 일어나고 치사율도 매우 높다.

바닷장어나 오징어를 날로 먹은 후 급격히 생긴 심한 복통, 구토 등은 아니사키스라는 기생충 때문이다. 명주실처럼 생긴 이 기생충이 위벽을 파고들어 식중독 증상을 일으키게 된다.

중국 요리를 포식한 후 머리가 아프고 얼굴이 달아오르며 구역질이 나는 경우를 중국 레스토랑 증후군이라고 부르는데, 이는 중국 요리에 많이 들어가는 조미료인 글루타메이트 때문이다.

이 밖에도 복어를 먹고 생기는 호흡 마비 증세, 독버섯을 먹고 생기는 구토, 마비 등의 증세도 잘 알려진 식중독의 하나이다.

식중독을 예방하기 위한 수칙을 소개하겠다.

- 물을 항상 끓여 먹는다.

- 손을 항상 잘 씻는다.

- 부패가 의심이 되는 음식은 무조건 버린다. 끓여 먹어도 소용없다.

- 냉장고에 있던 음식을 과신하지 않는다.

- 식중독이 창궐하면 날것을 먹지 않아야 한다. 특히 굴, 낙지, 조개 등은 꼭 익혀 먹는다.

16

식단 일기가 도움을 줘

식품 알레르기

식품 알레르기는 두드러기, 천식 등과 같이 어떤 특정 식품에 대해 몸이 과민 반응을 일으켜 생기는 병이다. 전체 인구에서는 1퍼센트 정도가, 소아에서는 0.3~7.5퍼센트가 식품 알레르기를 앓고 있다.

소아에서는 우유와 달걀이 알레르기를 일으키는 가장 흔한 원인이고 성인에서는 게, 새우, 가재, 조개 등의 어패류, 메밀, 번데기 등이 흔한 원인이다. 민간에서는 돼지고기와 닭고기가 식품 알레르기의 주범일 것으로 알려져 있으나 실제 이것들이 다른 육류보다 알레르기를 더 많이 일으키지는 않는다.

방부제, 색소, 조미료, 식품 안정제, 경화제, 감미제, 향기제, 항산화제 등 20,000가지에 이르는 식품 첨가물도 알레르기의 원인이 될 수 있다. 또한 옥수수, 콩, 유채, 감자, 토마토 등 유전자 변형 식품 역시 알레르기의 원인이 될 수 있다. 유전자 변형 식품에 삽입된 유전자는 단백질을 생성하므로 알레르기를 일으킬 가능성이 높기 때문이다. 지금은 다행히도 이러한 위험성에 대한 국제적 검증 절차가 있어 일부 유전자 변형 식품은 폐기되거나 허가받지 못하고 있으나 앞으로도 지속적인 감시가 필요하다.

식품 알레르기 증상으로는 입술과 구강 점막이 가렵거나 붓고, 식욕 부진, 구역, 구토, 복통 등이 나타나기도 한다. 피부에는 두드러기, 부종 등이 생기며, 콧물, 재채기, 코막힘 등 비염 증상과 기침, 호흡 곤란, 천식 에서 나오는 색색거리는 소리가 나올 수 있다. 이 밖에도 두통, 피곤함, 나른함, 피로감, 초조, 우울증 등 신경 증상도 나타날 수 있고 심하면 저혈압, 쇼크 등으로 생명이 위험해지기도 한다.

실제로 환자들의 병력을 청취해 보면 많은 환자들이 자신이 어떤 음식을 먹으면 알레르기 증상들이 생기는지 알고 있고 스스로 알레르기 유발 음식을 먹지 않고 있다.

환자가 원인을 잘 모르는 경우에는 환자가 섭취하는 모든 음식, 음료 수, 약물 등을 시간별로 기록하고 알레르기 반응도 같이 기록하는 '식 단 일기'를 쓰게 해 원인이 되는 식품을 찾아내야 한다. 이때 원인으로 의심되는 음식물이 있다면 그것을 제외한 식단으로 변경해 증상의 호전을 기대할 수 있다. 제한 식이로써 알레르기 증상이 호전되면 이틀 간 격으로 의심이 되는 음식을 한 가지씩 추가해 본다. 이때 알레르기 증상이 재발하면 그 음식을 원인으로 진단할 수 있다. 이를 식품 유발 검사 라고 한다.

식품 알레르기에서 검사실 검사는 큰 도움이 되지 않고 식단 일기, 제한 식이, 식품 유발 검사의 보조적 역할에 불과하다. 체내 검사로는 피부 반응 검사와 유발 검사가 있으며 체외 검사로는 혈액 내 특이 항체 나 히스타민 유리 검사 등이 있다.

원인이 되는 식품을 피하는 것이 치료의 시작이다. 확실한 원인 식품을 찾지 못하면 다른 알레르기 질환과 마찬가지로 항히스타민제, 부신피질 스테로이드를 사용해 증상을 완화시킬 수 있다.

17

우유를 먹으면 배가 아파

유당 분해 효소 결핍증

48세 주부 오 씨는 갱년기 클리닉에서 골다공증이 있으니 우유를 많이 먹으라는 이야기를 듣고 식후 하루 3번 우유 500밀리리터씩을 먹기 시작했다. 우유를 먹은 이후부터 갑자기 배가 살살 아프고 부글거리면서 설사를 해 장까지 나빠진 것이 아닌가 걱정되어 외래를 방문했다.

우유는 계란과 함께 모든 영양소가 골고루 갖춰져 있는 완전식품으로 꼽힌다. 단백질을 비롯해 지방, 탄수화물, 칼슘, 비타민 등이 풍부하면서도 균형 있게 들어 있으며 특히 탄수화물은 유당의 형태로 약 5퍼센트의 농도로 들어 있다. 보통 우유 한 팩이 200밀리리터니까 한 팩에는 10그램 정도의 유당이 들어 있는 셈이다.

소장에 있는 유당 분해 효소가 유당을 분해하며, 분해가 되어야 흡수된다. 이 효소가 부족하면 유당은 분해가 되지 않아 흡수도 되지 않으며 이때 유당은 영양분이 아니라 하제로 작용한다.

소장에서 흡수가 안 되고 대장으로 내려온 유당은 대장 내 세균에 의해 즉각 발효가 일어나 가스와 산이 생겨 뱃속에 가스가 차 팽팽하고 부글거리게 되며 배가 살살 아프고 가스가 자주 나오며 설사가 일어나게 된다.

우리나라에서도 우유나 우유로 만든 치즈, 아이스크림 등을 먹으면 배가 아프고 설사하는 사람이 많다. 이런 유당 분해 효소 결핍증의 빈도는 민족에 따라 크게 차이 난다. 덴마크 등 북유럽에서는 성인의 5퍼센트만이 결핍증을 보이나 동양권의 일본, 대만, 태국 사람들이나 미국 인디언에게서는 50~90퍼센트에서 결핍증을 보인다. 우리나라 사람들에서는 85퍼센트가 결핍증을 가지고 있다.

민족에 따라 이렇게 결핍증의 빈도에 커다란 차이를 나타내는 이유는 아직 잘 모른다. 유목 문화에서 농경 문화로 바뀌면서 사람들이 동물의 젖을 먹을 기회가 점차 적어져 유전적으로 유당 분해 효소가 퇴화된 것이 아닌가 생각하고 있다.

특별한 병이나 이유 없이 오랫동안 설사, 복통, 복부 팽만, 가스가 차서 고생하는 사람들은 우선 우유나 우유 가공 제품의 섭취를 줄이거나 금해 볼 것을 권하고 싶다.

유당 분해 효소 결핍증의 진단은 우유를 먹으면 설사하는 병력만으로 충분히 내릴 수 있으나, 유당을 일정량 먹인 후 유당을 흡수 못해서 생기는 증상인 복통, 부글거림, 설사, 방귀가 있는지와 혈액 내 유당 분해 흡수 산물인 혈당의 증가가 있는지를 조사해 정확히 진단을 내릴 수 있다. 소장 점막 내의 유당 분해 효소를 직접 측정해 볼 수도 있으나 복잡하고 힘들어 연구용일 때만 실행한다.

유당 분해 효소 결핍증이 있더라도 우유를 한꺼번에 많이 마시지 않으면 큰 문제가 되지 않는다. 의대생 등을 대상으로 조사한 바로는 유당 분해 효소 결핍증이 있더라도 한 팩, 즉 200밀리리터 정도의 우유를 마시면 13퍼센트 정도만이 증상을 일으키므로 대부분의 결핍증 환자들은 증상 없이 마실 수 있음을 알 수 있었다. 이는 결핍증 환자도 이 효소가 약간은 있기 때문이다.

200밀리리터를 먹어 보고 증상이 없으면 마셔도 좋겠다. 200밀리리터의 우유 섭취로도 복통, 설사 등이 생기는 경우라면 유당이 이미 분해된 가공 우유를 먹거나 우유에 유당 분해 효소를 조금 넣어 마시면 문제가 없으므로 영양분이 풍부한 완전식품인 우유를 못 먹을까 봐 걱정할 필요는 없다.

유당 분해 효소 결핍증이 있더라도 우유를 매일 마신다고 없던 효소기 생기지는 않는다. 따라서 우유를 마셔 효소를 키워 보겠다고 설사, 복통을 참아 가며 매일 많은 우유를 마실 필요는 없다.

18

양변기 물에 기름이 둥둥 뜬다면

영양 흡수 장애

식욕이 있어 잘 먹는데도 빼빼 마르는 병이 세 가지 있다. 갑상선 기능 항진증, 당뇨병, 영양 흡수 장애를 가져오는 소장이나 췌장의 질환이다.

갑상선 기능 항진증은 땀이 많이 나고 가슴이 뛰며 더위를 못 참고 설사를 자주 하고 몸이 마르며 눈이 튀어나오는 등의 증상이 있어 쉽게 진단할 수 있다. 당뇨병은 갈증이 자주 나 물을 많이 마시고 음식을 많이 먹으나 몸이 마르고 소변을 자주 보므로 누구나 쉽게 의심할 수 있다.

그러나 영양 흡수 장애를 의심하는 것은 그리 쉽지 않다. 소장의 염증성 질환이나 만성 췌장염 등에서 영양분 흡수가 안 되더라도 초기에는 약간의 체중 감소 이외에는 별다른 증상이 없기 때문이다. 꼼꼼한 환자들은 간혹 자기의 변이 좀 묽어지고 양이 많아졌으며 냄새가 심해졌다는 말을 하기도 한다.

과거력을 자세히 조사해 보면 대변의 양이 늘어 용변 후 물을 내려도 한 번에 깨끗이 흘러 내려가지 않아 변기를 고친 경험이 있기도 한다. 삼시 세끼 잘 먹는데도 심한 체중 감소가 오며, 피골이 상접하고, 아랫다리가 퉁퉁 붓게 되는 심한 영양 결핍 상태가 되면 영양 흡수 장애를 쉽게 진단할 수 있다.

이때는 여러 가지 비타민 결핍증도 나타나게 된다. 야맹증, 각기병, 설염, 피부 출혈, 혈뇨 등이 나타나게 되며, 환자는 뼈에 통증을 호소하기도 한다.

영양 흡수 장애를 가져오는 병으로는 소장의 여러 염증성 질환, 혈관염, 침윤성 질환, 소장 절제, 림프종, 술을 오랫동안 먹어 생긴 만성 췌장염 등 병이 매우 다양해 원인을 찾기가 어려운 경우가 많다.

우리나라 사람들에서 영양 흡수의 장애를 가져오는 흔한 원인으로는 위암이나 난치성 궤양을 치료하기 위해 위를 절제한 경우와 기생충 감염이 된 경우가 있다. 이 밖에 크론병, 장결핵 같은 소장의 염증성 장질환, 급성 장간막 허혈로 인한 대량 소장 절제, 만성 췌장염, 소장 패쇄에 따른 소장 내 세균 증식 등도 영양 흡수 장애의 중요한 원인이 된다.

식욕이 있어 이것저것 잘 먹는데 변이 묽고 양이 많으며, 냄새가 지독하면서 몸이 점점 마르면 영양 흡수에 장애가 있지 않나 의심해 보아야 한다. 음식 중 흡수가 안 된 기름기가 그대로 대변으로 나와 양변기 물에 기름이 둥둥 뜨면 틀림없이 영양 흡수 장애이다. 이럴 경우는 병원에 입원해 전문가의 진단을 받아야 한다.

대부분의 경우 원인을 찾아내 근원적인 치료로 건강을 되찾을 수 있다. 혈관을 통해 장기간 충분한 영양을 공급할 수 있는데, 이때 적절한 칼로리와 단백질은 물론 비타민 A, 비타민 D, 비타민 K와 같은 지용성 비타민을 같이 투여해야 한다. 이 밖에 비타민 B나 여러 가지 광물질도 부족하지 않도록 주의해야 한다.

19

장이 막히면 생명이 막힌다

장폐쇄

장폐쇄, 즉 장이 막히면 심한 복통이 생긴다. 분만 때처럼 쥐어짜는 통증을 반복적으로 느끼게 되며 구역과 구토가 동반되는 반면 대변과 가스의 배출은 없어 대부분 응급실을 찾게 된다.

장폐쇄는 크게 두 가지로 나뉜다. 장의 통로가 막히는 장폐쇄를 기계적 폐쇄라고 하는데 그 원인으로는 대장암, 염증성 장 질환에 따른 장 협착, 수술 후 생기는 장 유착, 탈장, 장 중첩증, 장 염전 등이 있다. 개복 수술 후 며칠간 지속되는 장 마비, 또는 전해질 이상이나 진경제 등 약물로 인한 장운동의 장애로 나타나는 장 마비는 마비성 장폐쇄라고 한다.

기계적 폐쇄 시 장관이 막혀 시간이 흐르면 장에 내용물이 많이 고이고 장관 내부의 압력이 증가해 장벽으로 혈액 흐름이 나빠져 장벽이 썩게 되어 천공이 일어나 환자의 생명이 위험할 수 있다. 장관 폐쇄가 진행되어 장벽이 썩게 되면 간헐적으로 오던 복통이 지속적으로 오게 되고, 결국 장이 터져 복막염이 되면 배는 송판처럼 단단해지고, 누르면 펄펄 뛸 듯이 아파한다.

장폐쇄의 진단은 병력, 신체 검진, 단순 엑스선 복부 검사로 쉽게 내릴 수 있으나, 무엇보다 중요한 것은 그 원인이 무엇인지, 촌각을 다퉈 응급 수술을 할 것인지를 결정하는 것이 중요하다.

장이 완전히 막혀 구역, 구토, 복통이 심하고 항문으로 가스가 전혀 배출이 안 되는 완전 폐쇄 시에는 장관이 혈류 장애로 썩기 전에 빨리 수술해야 한다. 그러나 기계적 폐쇄 원인의 3분의 2를 차지하는 장 유착으로 인한 장폐쇄는 대부분 불완전 장폐쇄로 오고 10퍼센트 미만에서만 대장 혈류 장애가 오므로 경비위관 등을 입속으로 집어넣어 장관 내 내용물을 빼서 장관 내압을 낮춰 주고 수액과 전해질을 공급해 주면 호전되는 경우가 많다. 이와 같은 불완전 폐쇄는 24시간 내에 80퍼센트의 호전을 보이므로 복통, 구토 등 폐쇄 증상이 시작된 후 1~2일 정도 기다려 보아 호전이 안 되거나 임상적으로 나빠지는 경우에만 수술해야 한다.

일반적으로 장 유착으로 인한 반복적인 장폐쇄뿐만 아니라, 수술 후 장 마비가 풀렸다가 1~2주 내에 다시 생긴 장폐쇄, 크론병이나 장결핵을 앓던 사람이 장폐쇄가 생기면 불완전 폐쇄인 경우가 많으므로 우선 경비위관을 통한 감압술 및 수분 전해질 공급 등 내과적 치료를 한다. 이때도 내과적 치료로 1~2일 사이에 장폐쇄가 풀리지 않으면 완전 폐쇄의 가능성이 높으므로 응급 수술을 고려해야 한다.

기계적 폐쇄와 달리 마비성 장폐쇄는 원인이 되는 전해질 이상을 교정하거나, 원인이 되는 약물을 끊게 하면 대부분 호전된다.

20

만성 설사, 체중 감소, 연하 곤란

에이즈 환자의 소화기 질환

외항선원인 한 씨는 하루에도 10번 이상 설사를 하고 체중이 감소해 입원했다. 피골이 상접할 정도로 심한 영양 결핍 상태를 보이는 한 씨의 설사의 원인을 찾기 위해 여러 검사를 시행했다.

대변 검사에서 크립토스포리디움이라는 충이 발견되었다고 연락이 왔다. 이 기생충은 에이즈 환자에게서 주로 발견된다. 한 씨는 혈청 검사 결과 에이즈 환자로 판명되었다.

에이즈라는 병명은 후천성 면역 결핍증(Acquired immunodeficiency syndrome, AIDS)의 첫 글자를 따 이름 붙여졌다. 세계 인구 중 3500만 ~4000만 명이 앓고 있으며, 우리나라에서도 그 수가 점차 늘어나 현재 6,800명쯤이 감염자로 알려져 있어 국민 보건에 위협이 되고 있다.

에이즈 바이러스에 감염되면 우리 몸의 중요한 방어군인 T 임파구가 고갈되어 면역 기전이 깨져 신체 곳곳에 곰팡이, 원충, 기생충, 바이러스 등이 들끓게 된다. 에이즈 환자의 절반 정도는 장내에 곰팡이, 원충, 기생충, 바이러스 등이 생긴다. 에이즈 주증상 중 하나가 만성 설사와 체중 감소인 것도 이 때문이다.

에이즈 환자의 설사의 원인은 설사가 얼마나 지속됐느냐에 따라 다르다. 급성 설사의 경우는 이질균, 장티프스균 등 일반 세균이 유발하는 것이 많으나 몇 달씩 지속되는 만성 설사는 정상인에서는 흔히 관찰되지 않는 바이러스, 기생충, 원충 등이 그 원인이 된다.

에이즈 환자에게 감염되는, 흔하지 않은 기생충의 대부분과 바이러스들은 어떤 치료에도 듣지 않아 결국 환자는 설사로 인한 영양 결핍, 체중 감소 등으로 사망에 이르게 된다.

원인도 발견되지 않고 치료에도 반응하지 않는 설사는 에이즈 바이러스 자체가 일으키는 장염이 원인일 수도 있다. 에이즈 바이러스가 직접 장세포를 파괴해 심한 설사를 일으키므로 별다른 치료법이 없다.

설사 말고도 에이즈 환자를 괴롭히는 또 다른 증상은 연하 곤란이다. 음식을 삼키기도 힘들고 삼키면 심한 통증이 나타나게 되어 먹을 수 없게 된다. 정상인에게는 감염되지 않는 캔디다 곰팡이 식도염이 연하 곤란의 가장 흔한 원인이 된다. 내시경 검사를 해 보면 곰팡이 덩어리와 괴사된 조직으로 이루어진 황백색의 막이 분무기로 뿌려 놓은 것처럼 식도를 덮고 있다. 연하 곤란을 일으키는 또 하나의 중요한 원인은 거대세포 바이러스로 인한 식도염이다. 캔디다 곰팡이가 일으키는 식도염과 달리 경계가 뚜렷하고 얕고 큰 궤양이 식도에 깔려 있다. 식도염을 일으키는 곰팡이나 바이러스는 치료제가 있어 어느 정도 치료는 되나, 근원적인 에이즈가 치료되지 않기 때문에 재발이 잘되어 환자를 괴롭히게 된다.

위에는 카포시육종이 생긴다. 이 병은 에이즈 환자에서 주로 피부나 임파절에 나타나는 임파종의 하나로서 에이즈 환자의 절반에서 나타 난다. 증상으로는 구역, 구토, 혈변, 출혈로 인한 토변이 나타난다. 카포 시육종은 항암제로 치료해야 한다.

후천성 면역 결핍증은 최근 개발된 2~3가지의 항에이즈 바이러스 제 제를 함께 쓰는 칵테일 요법이 좋은 치료 효과를 나타내므로 절대로 포 기할 병이 아니다. 그러나 에이즈에 걸리지 않도록 누구나 주의해야 한다.

● **과민성 대장 증후군이 오래되면 만성 장염이나 대장암이 된다?**

과민성 대장 증후군은 말 그대로 대장에 기질적 질환 없이 복통, 설사 혹은 변비, 대변 횟수의 이상, 복부 팽만감, 잔변감 등 증세만 있는 병이다. 단지 50대 이후 성인이 최근 몇 개월 사이에 갑자기 과민성 대장 증후군이 생겼거나, 체중 감소가 동반되거나, 자다가 배가 아파 깨거나, 혈변이 있으면 대장 내시경 검사로 만성 대장염이나 대장암 등의 기질적 질환이 있는지 반드시 확인해야 한다.

과민성 대장 증후군은 이 병으로 시작해서 이 병으로 끝난다. 만성 대장염이나 대장암으로 발전되지는 않으니 걱정하지 않아도 된다. 과민성 대장 증후군 환자들은 이런 쓸데없는 걱정 때문에 증상이 심해지는 경우가 많아 항상 이를 주지시켜야 한다.

● **대장 엑스선 검사나 대장 내시경 검사에서 발견된 대장 게실은 복통의 원인이다?**

1980년대까지는 흔치 않던 대장 게실이 1990년대에 들어와 이제는 우리나라 성인에서 흔히 발견된다. 최근에는 대장 검사를 한 60대 이상의 노인 20~30퍼센트에서 대장 게실이 발견된다. 따라서 병이라기보다 일종의 노화 현상으로 설명하고 있다.

대장 게실을 가진 대부분의 사람들은 별다른 증상 없이 잘 지낸다. 드물게 게실에 염증이나 출혈이 생기는데, 이때는 복통, 발열 등이 생기므로 치료해야 한다. 멀쩡한 게실을 복통의 원인이라며 수술로 없애야 한다는 의사의 말은 믿지 않아도 좋다.

● **궤양성 대장염과 크론병은 낫지 않는 병이다?**

궤양성 대장염과 크론병은 류머티즘 관절염처럼 우리 몸의 면역 기전에 이상이 생겨 발생하는 병이다. 따라서 외부에서 들어온 병원성 생물로 인한 대장염과 달리 평생 증세가 호전되었다가 나빠지기를 반복할 수 있는 병이다.

그러나 최근에는 이들 병에 잘 듣는 면역 억제제, 항염증제 등이 속속 개발되고 있어 대부분의 환자들은 질병의 고통 없이 관해 상태로 정상 생활을 영위할 수 있다.

단, 병이 관해 상태로 좋아진 후에도 다시 재발하지 않도록 소화기 전문의의 진료를 잘 받아야 하며 꾸준한 복약이 필요하다.

● **항문 출혈 시 직장 수지 검사로 치핵이 확인되면 곧장 치핵 치료를 한다?**

직장암으로 수술받은 환자의 4명 중 1명은 수술 전에 치핵으로 진단되어 치료받은 경험이 있다. 치핵과 직장암이 같이 있는 경우, 치핵 치료로 출혈이 없어져 오랫동안 방치했다가 발견된 직장암은 상당히 진행된 경우가 많아 주의를 요한다. 항문 출혈 시 항문 수지 검사로 치핵이 확인되더라도 40~50대 이상의 성인이라면 치핵 치료 전에 반드시 대장 내시경 검사로 대장 용종이나 대장암이 있는지 확인해야 한다.

● 대장이나 위에 생긴 용종은 모두 제거해야 한다?

대장이나 위의 양성 종양을 용종이라고 한다. 최근 건강 검진으로 대장이나 위 내시경 검사를 시행하면 50~60대에서는 10명 중 3~5명에서 대장 용종이 발견된다. 그러나 대장 용종 중 30~40퍼센트는 암 발생의 위험성이 없는 비후성 용종이다. 나머지 60~70퍼센트의 선종성 용종은 국소적으로 암을 내재하고 있거나, 10~20년이 경과하면 암이 될 수 있으므로 내시경 절제술로 제거해야 한다. 이런 위험성이 없는 대장이나 위의 비후성 용종은 비싼 돈을 들여 가며 용종 절제술 합병증의 위험성을 무릅쓰고 제거할 필요가 절대 없다.

● 대장암은 다른 암과 마찬가지로 예방할 수 없다?

자궁 경부암은 유두종 바이러스 백신으로 예방할 수 있는 길이 열렸으나 아직도 대부분의 암은 예방이 불가능하다. 그러나 대장암은 이론적으로 예방할 수 있다. 대장암은 거의 대부분 선종성 용종을 거쳐 발병하기 때문에 정기적인 대장 내시경 검사로 이들 선종성 용종을 찾아 족족 제거한다면 대장암을 예방할 수 있다.

선종성 용종이 암이 되기 전에 발견하려면 1년에 한 번 대변 잠혈 반응 검사를 하고, 잠혈 반응이 양성이면 그때 대장 내시경 검사를 하고, 잠혈 반응이 계속 음성이면 10년에 한 번 정도 대장 내시경 검사를 하면 된다.

● 배에서 종괴가 만져지면 암 덩어리이다?

가끔 배에서 혹이 만져진다고 사색이 되어 병원을 찾는 사람들이 있다. 간혹 흉골 하단의 연골을 명치에서 우연히 만지고는 암이 생겼다고 자가 진단해 병원에 오는 환자 아닌 환자들도 있다.

복부 비만이 없는 사람이라면 뱃속 깊숙이 있는 대동맥은 배꼽 주위에서, 대장의 시작 부분인 맹장은 오른쪽 아래에서, 대장의 말단 부위인 S양 결장은 왼쪽아래에서 긴 띠처럼, 신장은 양쪽 옆구리에서 흔히 만져진다. 복벽에 생긴 지방종이나 근종, 혈괴 등도 만져지므로 뱃속에 생긴 암 덩어리가 아닌가 하고 착각할 수도 있다.

초음파 내시경이나 복부 CT 검사로 암 덩어리와 정상적으로 만져지는 복부 장기의 일부분은 쉽게 구별할 수 있다.

● 급성 충수염은 약으로 고칠 수 있다?

소위 맹장염이라 불리는 급성 충수염은 충수의 개구부가 막혀 생긴 병으로 약으로는 고칠 수 없다. 급성 충수염을 수술하지 않고 24시간 이상 방치하면 장폐쇄 때와 같이 충수벽이 썩게 되어 충수가 터져 염증과 고름이 복강 내로 쏟아져 나와 급성 복막염에 이르게 된다. 천공이 없는 급성 충수염은 수술로 인한 사망률이 0.2퍼센트 정도밖에 안 되나, 천공으로 급성 복막염이 동반되면 사망률이 15퍼센트 정도에 이른다.

복부 진찰이나 복부 초음파, 복부 CT 검사 등으로 급성 충수염이 진단되면 24시간 내에 반드시 수술해야 하는 이유가 여기에 있다. 수술이 겁난다고 약으로 어떻게 해 보겠다는 생각은 꿈도 꾸지 말아야 한다.

● 음식을 끓여 먹으면 식중독이 걸리지 않는다?

살모넬라 식중독, 비브리오 식중독 등 병원성 생물로 인해 생기는 식중독은 물이나 음식을 끓여 먹고, 부패가 의심되는 음식은 폐기하고, 식중독이 창궐하는 여름철에는 민물과 바닷물이 합치는 곳이나 갯벌에서 잡은 굴, 낙지, 조개 등은 날로 먹지 않으면 예방할 수 있다.

그러나 제일 흔한 식중독인 포도상 구균이나 바실러스 세레우스로 인한 식중독은 오염된 음식을 끓여 먹어도 걸리게 된다. 이들 세균은 음식물 내에서 번식하면서 식중독을 일으키는 독소를 내놓는데, 끓이면 세균은 죽어도 독소는 파괴되지 않기 때문이다.

컨베이어 벨트, 식도

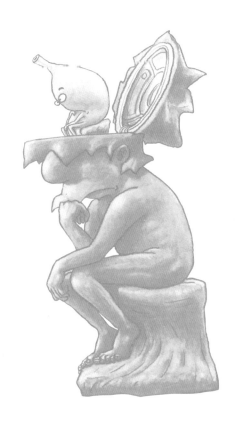

1

단순해 보이면서도 무척이나 중요한

식도가 하는 일

맛있게 먹은 음식을 위까지 전달해 주는 기능을 하는 곳이 식도이다. 식도는 그 길이가 30센티미터 정도 되는 대롱같이 생긴 기관이다. 가슴 속 제일 뒤쪽의 중앙을 달려 횡경막을 뚫고 지나서 위에 연결된다.

위나 장과 달리 식도는 소화 효소를 분비한다거나 영양분이나 물을 흡수하는 기능이 없는 아주 단순한 기관이다. 그러나 식도가 씹어 삼킨 음식물을 위까지 전달하는 기능을 똑바로 하지 못하면 하루라도 온전히 살 수 없다.

식도는 크게 세부분으로 나뉜다.

가운데 대부분을 차지하는 체부는 연동 운동으로 음식물을 위 쪽으로 밀어 주는 역할을 한다. 이 연동 운동 덕분에 거꾸로 매달려 음식을 삼켜도 음식물이 위까지 전달되는 것이다.

맨 아래쪽, 그러니까 위와의 경계 부위에는 하부 식도 괄약근이라는 근육이 있어 평상시에는 굳게 닫혀 있다가 음식물이 내려오면 때맞춰 문을 열어 위 속으로 음식물을 내려가게 한다. 이 근육이 제때 열리지

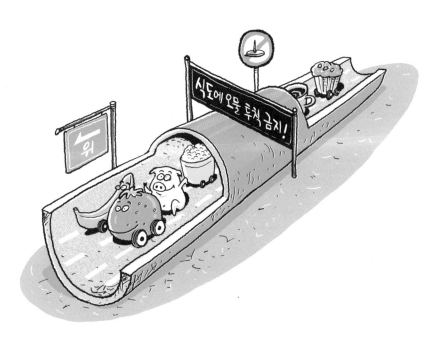

않으면 음식물이 위로 내려갈 수 없어 연하 곤란이 생기고, 반대로 굳게 닫혀 있어야 할 평상시에 열리게 되면 위 속에 있는 강한 위산 등이 식도로 역류되어 식도를 상하게 할 수 있다. 식도는 위와 달리 위 내용물인 위산, 소화 효소인 펩신, 담즙산 등에 매우 약하므로 이것들이 역류되면 염증, 궤양 등을 일으키게 된다.

식도의 제일 위쪽, 후두와의 경계 부위에는 상부 식도 괄약근이라는 또 하나의 근육이 있어 평상시에는 닫혀 있는데, 숨 쉴 때 공기가 식도로 들어오는 것을 막고 있으며 음식물이 내려올 때만 열려 음식물을 식도 체부로 내려 보낸다.

식도에는 여러 가지 병이 생길 수 있다. 선천성 기형으로 식도와 기관지에 구멍이 뚫려 있는 경우도 있고, 식도의 운동 기능 이상으로 인한 호두까기 식도나 식도 이완 불능증 등 식도 운동 질환, 부식성 식도염, 세균이나 바이러스로 인한 염증성 질환, 역류성 식도염, 식도암 등 다양한 병이 생긴다. 때때로 동전, 핀, 칫솔 등을 잘못 삼켜 식도에 이런 것들이 걸려서 응급실로 뛰어오는 경우도 있다.

식도는 대롱같이 볼품없게 생겼지만 앞뒤에 식도를 보호하는 수문장을 가지고 있고, 음식물을 위까지 전달하는 운반 기능을 담당하는 중요한 기관이다. 식도에 병이 생기면 음식을 삼키기 힘들고, 삼킬 때 통증이 생기고, 내려가지 않은 음식이 역류되어 입으로 나오기도 하는 등의 여러 증상이 생기는데 이것은 단순해 보이면서도 무척이나 중요한 식도의 기능이 마비되기 때문이다.

2

가슴이 깨질 것처럼 아플 때

호두까기 식도

59세의 남성 환자가 가슴에 심한 통증을 호소하며 응급실을 통해 입원했다. 협심증이 의심스러워 내과 중환자실에 입원시켜 정밀 검사를 해 보았으나, 심장에는 이상이 없으니 소화기 계통 질환과 관련이 있는가 알아봐 달라는 자문 용지가 왔다.

흉통을 일으키는 질환에는 심장병 말고도 여러 가지가 있겠으나, 식도 질환이 원인이 되는 수도 있다. 식도가 음식의 수송과 관계없이 격렬히 수축하면 가슴에 통증을 일으키게 된다.

이 환자는 호두까기 식도로 진단되었다. 호두까기 식도란 식도 안에 호두를 넣으면 깨질 정도로 수축 작용이 심하다는 데서 붙여진 재미있는 병명이다.

최근 심장병의 빈도가 늘어나 흉통을 호소하는 환자가 많아졌다. 협심증이나 심근 경색증이 의심되어 관상 동맥 촬영 등 여러 가지 복잡한 검사를 해 보면 실제 흉통을 가진 환자의 4분의 1은 심장에 병이 없는 것으로 판명된다. 이런 경우 심장병 말고도 흉통을 일으키는 여러 질환을 생각해야 하는데 이중 하나가 호두까기 식도다. 멀쩡하게 보여도 식도 내압 측정 기구로 측정해 보면 식도가 수축할 때 생기는 압력이 정상 폭을 벗어나 아주 높게 나타난다.

호두까기 식도가 흔한 병은 아니다. 심한 흉통으로 내과에 입원해 심장에 병이 없는 것이 확인된 환자의 15명 중 1명 정도가 이 병 때문이다. 호두까기 식도가 특별히 잘 일어나는 연령은 없으나, 청장년층에서 주로 나타난다.

호두까기 식도가 생기는 원인은 아직 잘 모른다. 그러나 이 병을 가진 환자 중 많은 사람이 우울증이나 신경증에 시달리고 있으며 심한 소음이나 어려운 지적 활동, 직장이나 가정에서의 스트레스 등으로 인해 통증이 더욱 자주 나타난다는 사실을 토대로 볼 때 정신적 긴장이 이 병과 관계가 있을 것이라고 막연히 추측할 뿐이다. 이 병을 가진 환자의 대부분은 흉통 때문에 이 병원 저 병원을 찾게 되며 심장에 몹쓸 병이 있어 심장 마비가 오지나 않을까 전전긍긍한다. 그 결과 식도 경련이 더욱 자주 오게 된다.

식도 경련이 온다고 흉통이나 연하 곤란 이외에 식도가 찢어지거나 염증이 오는 등의 심한 합병증은 없다. 호두까기 식도로 인한 흉통은 주로 음식물을 먹을 때 나타나며 음식물을 삼키기도 힘들어 심장 질환 때문에 생기는 흉통과 구별할 수 있다.

호두까기 식도라는 진단을 의심 없이 받아들여 안심하는 것이 치료의 첫걸음이다. 너무 차거나 뜨거운 음식, 자극적인 향신료, 술 등은 식도에 경련을 일으킬 수 있으므로 피해야 한다. 또한 산책, 음악 감상, 등산, 낚시 등의 취미 생활을 통해 스트레스를 푸는 것도 식도 경련의 좋은 예방법이 될 것이다. 통증이 잦으면 근육 이완제, 니트로글리세린, 칼슘 차단제 등의 투여로 좋은 효과를 기대할 수 있으니 너무 걱정하지 않는 것이 좋겠다.

3

물도 삼키기 힘든 괴로움

식도 이완 불능증

모 대학 교수에게서 한 통의 편지를 받았다. 대학에 다니는 딸이 1년 전부터 음식을 자꾸 토해 내고 삼키지를 못해 이 병원 저 병원 다니며 내시경 검사 등을 해 보았으나 별다른 병이 없다는 이야기가 적혀 있었다. 결국 신경성으로 진단되어 정신과에 다니고 있으나 별 차도가 없고 점점 몸이 야위어 간다고 했다. 증세를 들어 보니 아무 질환 없이 멀쩡한 식도로도 음식을 잘 삼키지 못하고 토하게 되는 병, 식도 이완 불능증이었다.

식도의 맨 밑, 즉 위와의 경계 부위에 있는 근육은 씹어 삼킨 음식이 내려오면 때에 맞춰 근육이 이완되어 위로 음식을 내려보내는 역할을 한다. 그러나 음식을 삼켰을 때 이 근육이 이완이 안 되고 계속 조인 상태로 있으면 음식이 위로 내려가지 못해 삼킬 수 없게 된다. 이 병에 걸리면 식도 자체의 연동 운동도 소실되어 식도의 운반 기능이 없어지기 때문에 더더욱 음식을 삼키기 힘들게 된다.

이 병은 주로 20~40대의 젊은 층에서 발병하며 식도 근육층 내에 있는 신경 다발이 소실되어 생긴다. 그러나 직접적인 원인은 잘 모른다. 남아메리카의 브라질 등에서는 트리파노소마 크루지라는 기생충의 감염 때문에 생기는 샤가스병이 만연되어 있는데, 이때도 식도 이완 불능증이 나타나게 된다. 샤가스병에 걸리면 요관이 늘어나는 거대 요관, 장이 늘어나는 거대 결장 등을 동반해 환자의 몸은 엉망진창이 된다. 이 충에 감염된 지 수년이 지난 후에나 병의 증상이 나타나게 된다. 남아메리카 이외의 다른 나라에서 생긴 식도 이완 불능증은 정체를 잘 모르는 어떤 독성 물질이나 병원성 생물의 감염 후에 생기는 것이 아닌가 추정하고 있을 뿐이다.

식도 협착이나 식도암에 걸리면 처음에는 밥 등 고형 음식이 잘 안 내려가다가 차차 유동식도 삼키기 힘들게 되고 결국 식도 아이 완전히 마혀 물도 삼키기 어렵게 된다. 이와 달리 식도 이완 불능증에 걸리면 처음부터 고형 음식뿐만 아니라 물도 삼키기 힘들어 환자가 괴로움을 호소한다. 음식을 삼키기 힘든 연하 곤란 증상은 긴장하거나 서둘러 식사를 할 때 악화되기 쉽고, 음식이 걸렸을 때 몸을 뒤로 젖혀 몸을 터는 움직임을 하면 증상이 좋아지기도 한다.

때로는 음식을 삼킬 때 식도가 경련을 일으켜 심한 흉통을 일으키기도 한다. 쌀자루처럼 늘어난 식도에 내려가지 않고 있었던 낮에 먹었던 음식물들이 자는 도중 역류되어 베갯머리에 토하게 되어 잠을 깨게 되는 경우가 많다. 역류되던 음식물이 폐로 잘못 들어가 폐렴을 일으키기도 한다.

식도 이완 불능증은 그리 흔한 병은 아니지만 식도 내시경 검사를 해보아도 식도 내에 음식이 고여 있는 것 외에는 탈이 없어 보이고 증상이 저절로 좋아졌다 나빠졌다 하기 때문에 환자는 신경성이나 꾀병으로 오인받아 오랫동안 고생을 하기도 한다. 서울 대학교 병원의 경우 과거 20여 년간 새로 진단되어 치료받았던 예가 150~200에 있다.

식도 엑스선 촬영을 해 보면 식도가 쌀자루처럼 늘어나 있고 식도 하단부가 새 부리 모양으로 좁아져 있어 경험 있는 방사선과 선생님은 이 병일 가능성이 있다고 정확히 제시하지만, 만약을 위해 식도 내시경으로 식도 협착이나 식도암 등을 감별, 진단해야 한다. 최근에는 식도의 압력을 측정할 수 있는 기구가 있어 이 병의 확진에 결정적 역할을 한다.

하부 식도 괄약근대의 압력이 정상인보다 매우 높아서 물을 삼켜도 정상인에서처럼 근육이 이완되어 생기는 압력의 감소를 관찰할 수 없다. 반면 식도의 체부는 연동 운동이 없어 조용하다.

식도 이완 불능증은 예방법이 없으나 진단만 정확히 하면 쉽게 고칠 수 있다. 가슴이나 배를 가르지 않고 내시경을 보면서 식도와 위의 경계 부위에 풍선을 밀어 넣고 밖에서 공기를 불어넣어 원인이 되는 근육을 절개할 수 있기 때문이다. 또한 하부 식도 괄약근 부위에 내시경을 이용해 근육을 마비시킬 수 있는 보툴리눔 독소를 주사해 좋은 효과를 볼 수도 있다. 대부분의 환자는 1주일 이내에 먹는 즐거움을 되찾을 수 있다.

대부분의 경우 내시경을 이용한 풍선 확장술이나 독소 주사법으로 낫게 되나, 결과가 좋지 않으면 외과 의사의 손을 빌리게 된다. 외과 의사는 가슴을 열고 하부 식도의 근육을 바깥쪽에서 칼로 절개한다. 어느 방법이 더 좋은 것일까에 대해서는 내과 의사는 내시경적 치료가 좋다고 하고 외과 의사는 외과적 치료가 좋다고 하지만 비용, 안전성, 효과 등을 종합해 보면 내시경적 치료가 더 나을 것이라는 것이 보편적인 생각이다.(필자는 내시경적 치료를 하는 내과 의사임을 밝혀 둔다.) 이 교수의 딸도 요즘 건강히 잘 지내고 있음은 물론이다.

4

과잉 진단되고 있지는 않은가?

역류성 식도염

45세의 주부가 자주 속이 타는 것처럼 쓰려 진찰실로 찾아왔다. 신물이 입으로 올라올 때도 있고 입안 가득히 군침이 돌 때도 많다고 한다. 할머니의 권유대로 회충약을 먹어 보았으나 좋아지지 않는다고 했다. 내시경 검사와 식도 산도 측정 검사를 한 결과 역류성 식도염으로 진단됐다.

식도와 위의 경계 부위에는 밸브가 있어 음식이 넘어갈 때는 열리고, 평소에는 꽉 닫혀 있어 위 속에 있는 강한 위산, 펩신 등 소화 효소가 식도로 역류하지 않는다. 식도의 점막은 위의 점막과 달리 위액이 닿으면 쉽게 손상된다. 그래서 식도의 밸브가 느슨해지거나 이유 없이 장시간 열려 있으면 위액이 역류해 역류성 식도염이 생기게 된다.

환자는 흉골 밑이 타는 것처럼 쓰리거나, 신물이 올라오는 등의 증상을 호소하게 되며, 때로는 심한 흉통을 일으켜 심장병으로 오인하기도 한다. 잠자는 도중 역류된 위액이 폐로 흘러 들어가 폐렴, 기관지 천식, 기관지염 등을 일으킬 수도 있다. 오래되면 식도에 깊은 궤양이 생겨 출혈하는 수도 있고, 식도가 좁아져 협착 상태가 되어 삼키기 힘들게 되는 경우도 있다.

역류성 식도염이 오래되어 염증, 미란, 궤양이 반복되게 되면 식도 상피가 바렛 상피로 변하게 된다. 바렛 상피로 변한 후 10년 이상이 되면 10명 중 1명은 암으로 변하게 되어 주의를 요한다. 역류성 식도염에서 이런 괴상한 세포가 발견되면 자주 내시경 검사를 해서 식도암으로의 전환이 일어나는지 면밀히 살펴보아야 한다.

역류성 식도염은 매우 흔해 서양인의 경우 인구의 5퍼센트 정도가 앓고 있다고 한다. 우리나라에서는 역류성 식도염 발병률이 서구인보다 그 빈도가 낮을 뿐 아니라, 서양인에서 나타나는 것처럼 궤양이나 협착을 동반한 심한 역류성 식도염은 흔치 않다. 우리나라의 경우, 건강 검진으로 상부 위장관 내시경 검사를 받은 사람들 중 2~5퍼센트가 역류성 식도염을 가지고 있다고 한다.

하부 식도 괄약근압이 한국인과 서양인에서 차이가 없고 역류의 빈도나 양에도 차이가 없기 때문에 우리나라 사람에서 역류성 식도염의 빈도가 서양인보다 낮은 것은 식도 자체의 자체 방어 기능이 서양인보다 강한 데서 연유한 것이 아닐까 추측하고 있을 뿐이다.

식도에 생긴 염증, 미란, 궤양 등 식도염은 내시경 검사로 쉽게 진단할수 있으나 병이 초기거나 심하지 않을 경우에는 정상으로 오진할 수도 있다. 이런 경우에는 식도 내에 튜브를 넣고 산을 흘려보내면 식도염의 특징적인 통증을 일으켜 진단할 수 있다. 식도 내의 산도를 장시간 측정할 수 있는 기계로 식도로의 산의 역류와 환자의 통증과의 관계를 분명히 알아볼 수도 있다.

최근 우리나라에서 이 역류성 식도염이 과잉 진단되고 있지 않나 걱정이 된다. 이는 역류성 식도염의 진단 기준이 모호하고 혼선이 있는 데서 유래한다고 할 수 있다.

전형적인 증상인 흉골 밑이 타는 것 같은 속쓰림이 있는 환자에서 위 내시경 검사와 정밀한 24시간 식도 산도 검사를 병행해 보았더니 80퍼센트에서 역류성 식도염과 일치하는 것으로 나왔다는 보고도 있으나, 필자 등이 서울 대학교 병원에서 전형적인 속쓰림 환자에서 위 내시경 검사를 했더니 오히려 80퍼센트에서 식도 점막에 이상 소견이 없는 정상으로 판명되어 증상과 내시경 검사 소견이 일치하지 않은 예가 많았다.

역류성 식도염의 가장 믿을 만한 검사 방법으로는 식도 끝에 산도 측정 센서를 넣어 24시간 식도 내 산도를 측정하는 24시간 보행성 식도 산도 검사가 추천되나, 이 검사도 100퍼센트의 정확도로 정상인과 역류성 식도염을 구분하기는 어렵다.

과거에는 내시경 검사에서 식도 하단에 몇 줄의 가늘게 허는 미란성 병변이 있어야 역류성 식도염으로 진단했으나 요즘은 이런 병변이 없어도 전형적 증상만 있으면 비미란성 식도염으로 진단하고 이런 부류가 전체 위 식도 역류 질환의 60퍼센트나 되니 진단 기준이 모호해졌다.

더욱 혼란스러운 것은 역류성 식도염 진단을 내시경 검사, 번스타인 검사, 24시간 보행성 식도 산도 검사 등 복잡한 검사 없이 강력한 제산제인 프로톤 펌프 억제제 고용량을 1주일간 투여해 속쓰림의 증상이 호전되면 역류성 식도 질환으로 진단하자는 주장도 있다.

이런 중구난방의 진단 방법의 혼선 때문에 역류성 식도염이 과잉 진단되고, 이비인후과에서 가벼운 인후두염만 있어도 아무런 검사 없이 역류성 식도염으로 진단해 적절치 않은 약물을 처방하고 있다.

필자는 역류성 식도염의 특효약이라 알려져 있는 강력한 제산제인 프로톤 펌프 억제제의 시장이 워낙 크기 때문에 이런 상업주의가 의료 현장에 팽배해 생긴 부작용 중 하나가 역류성 식도염 과잉 진단, 과잉 치료라고 생각한다.

한국인에서 역류성 식도염의 빈도는 서양인에 비해 훨씬 낮고, 그 정도도 약해 식도 점막 세포가 식도암의 전암 병변인 바렛 상피로의 전환도 매우 드물다.

서양인의 식도암의 80퍼센트는 편평 상피 세포암, 20퍼센트는 바렛 상피에서 기원한 선암이나, 이와 달리 한국인에서 식도암의 99퍼센트는 편평 상피 세포암이며, 바렛 상피로부터 생기는 선암이 전체 식도암의 1퍼센트도 되지 않는다. 그러므로 역류성 식도염에서 생겨난 합병증인 바렛 상피의 빈도가 아주 드물 것이라고 확실히 이야기할 수 있고, 결국 한국인이 역류성 식도염을 앓는 빈도가 일부에서 주장되는 것처럼 높지 않으리라는 결론을 내릴 수 있다.

식도 밸브에 이상이 있을 때 서 있거나 앉아 있을 때는 식도로 역류된 위산이 중력 때문에 식도에서 위로 쉽게 내려오게 되나, 누워 있으면 역류된 위산이 중력 때문에 위로 돌아오지 않고 식도 안에서 장시간 체류하므로 침대 머리 쪽을 15센티미터 정도 올려주는 것이 치료의 첫걸음이 되겠다. 취침 중에 일어나는 역류에 의한 식도 손상의 정도를 줄일 수 있기 때문이다. 자기 전에 밤참을 금해 잘 때 위 속을 비워 두는 것도 반드시 지켜야 한다. 기름기가 많은 음식, 술, 담배, 커피 등은 식도의 밸브를 느슨하게 해 역류를 조장하므로 피해야 한다. 비만도 복압을 증

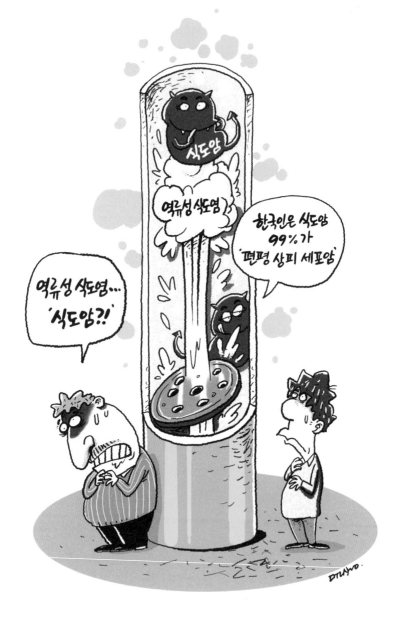

가시켜 역류를 증가시키므로 체중 감량을 권한다.

위산 분비 억제제와 위 운동 촉진제의 병합 투여로 역류성 식도염은 쉽게 치료될 수 있다. 그러나 약을 끊으면 곧잘 재발한다. 느슨해지거나 이유 없이 장시간 열려 있게 되는 밸브를 근원적으로 고칠 방법이 없기 때문이다.

초기 치료를 잘 했더라도 투약을 중지하면 4분의 3 이상에서 재발하므로 약물의 유지 요법이 추천되고 있다. 그렇다고 일생 동안 약물 투여를 할 수는 없으므로 재발을 막기 위한 치료 전략으로 치료가 확인된 후 4~6개월간 한시적인 유지하는 방법, 또한 증상이 있을 때마다 간헐적으로 약물을 일정 기간 투여하는 방법 등이 시행되고 있다. 재발이 잘되는 경우에는 평생 약을 먹어야 되는 안타까운 경우도 있다.

경우에 따라 약물 치료에 반응하지 않거나 너무 자주 재발하면 흉부외과 의사의 손을 빌려 하부 식도 부위를 위의 일부로 싸 강화시켜 주는 수술을 하기도 한다.

5

조기 발견이 최상

식도암

문 씨는 2개월 전부터 음식을 먹을 때 가슴이 약간 메는 것 같았다. 허겁지겁 음식을 먹어서 그러려니 했던 것이 점차 밥이 잘 안 넘어가고 요즘은 죽도 삼키기 힘들게 되었다. 그래서 인근 병원을 찾아갔더니 담당 의사가 식도 엑스선 사진을 찍어 보고는 서둘러 큰 병원으로 갈 것을 권했다. 문 씨는 식도암으로 진단되었다.

식도암은 우리 몸에 생기는 병 중 가장 고약한 병이다. 발견이 되었을 때는 이미 암이 상당히 퍼져 있어 손을 대기가 힘들기 때문이다. 식도는 위나 대장과 달리 장간막에 싸여 있지 않아 주위로 쉽게 퍼지며 주위에 심장, 대동맥 등이 있기 때문에 이곳에 암이 퍼지면 수술로 절제하기가 불가능한 경우가 대부분이다.

식도암의 발생 빈도는 민족과 지역에 따라 크게 다르다. 이란의 카스피 해에서 중국 북부 후난 성에 이르는 넓은 지역에 사는 사람들에게서의 식도암 발생 빈도가 세계의 다른 곳보다 20~30배 높아 이곳을 아시아 식도암대라고 부른다.

이 지역 사람들이 즐기는 뜨거운 차, 씹는 담배, 아편, 실리카 성분이 많아서 꺼끌꺼끌한 기장 등이 오랫동안 식도를 자극해 식도암을 일으키는 것으로 추정된다. 아프리카의 반투족도 식도암에 많이 걸리는데 이들이 옥수수로 만든 토속 맥주를 즐기기 때문인 것으로 생각된다.

식도암은 중국의 후난 성에서는 인구 10만 명당 130명의 높은 발생 빈도를 보인다. 우리나라에서 식도암은 10대 암에는 들지 않는다. 그러나 연간 1,000여 명이 수술을 받아 호발 지역에 속한다. 담배를 많이 피우는 사람, 과거 양잿물을 잘못 먹어 부식성 식도염이 있었던 사람, 과음하는 사람 등에서 식도암의 빈도가 높은 것으로 나타나 있다.

동서양을 막론하고 식도암은 남자에게서 여자보다 10배 이상 많이 생겨 음식물이나 생활 습관 등이 식도암 발생에 중요한 요인이 되리라 생각하고 있다.

대개 환자는 음식을 삼키기 힘든 증상이 있은 지 1~2개월 내에 병원을 찾게 된다. 식도암은 식도 안을 빙 돌아가며 자라나기 때문에 처음에는 된밥이 안 넘어가고 차차 죽, 미음, 물까지도 삼키기 어렵게 된다.

환자는 1~2개월 사이에 심한 체중 감소와 빈혈 등이 일어나 환자나 가족들은 빠른 병세에 놀라게 된다. 음식을 삼키기 힘들게 될 정도로 암이 자라나기 전에는 증상이 없거나 아주 경미해 무심코 지나는 것이 대부분이다.

다음과 같은 증상이 있으면 병원을 가 보는 것이 좋다.

- 음식은 내려가나 어쩐지 기분이 언짢다.
- 빨리 삼키려면 사래가 자주 들리거나 음식이 걸리는 것 같다.

- 목구멍에 무엇이 걸려 있는 기분이다.
- 목구멍 주변에 경련이 온다.

식도암은 내시경 검사나 방사선 검사로 쉽게 찾아낼 수 있다. 특히 내시경 검사는 암이 아주 초기에 있을 때도 그 색깔이나 모양을 보고 찾아낼 수 있으므로 검사 과정이 조금 힘드나 우선적으로 추천하고 있다.

치유가 가능한 초기 상태의 식도암을 발견한다는 것은 쉽지 않다. 조기 위암이 전체 수술하는 위암의 50퍼센트 정도인 것에 비해 조기 식도암은 1퍼센트를 밑돈다. 식도는 위나 장과 달리 제일 바깥을 싸는 장간막층이 없어 암이 자라기 시작하면 주위의 기관지, 대동맥, 림프절 등으로 쉽게 퍼지게 된다. 따라서 증상이 있어 발견된 식도암은 완치의 시기를 놓친 경우가 대부분이다. 식도암은 수술이 잘 되었다고 해도 5년 후에 살아남을 확률이 10퍼센트 미만으로 어느 암보다도 예후가 나쁘다.

암이 있는 주위의 임파선을 몽땅 들어내는 림프절 청소술이 예후를 좋게 한다는 보고가 있으나 수술 자체도 어렵고 재발률에 별 차이가 없어 회의적인 의사도 많다. 최근에는 컴퓨터를 이용해 병소 부위에 강력하고 집중적인 방사선 조사로 식도암이 호전 내지 치유되었다는 연구 보고들이 있어 많은 기대를 하고 있다.

수술이 불가능한 경우 식도 확장술, 인공 식도 삽입, 내시경을 이용한 레이저 광선 조사 등으로 음식을 이느 정도 먹게 할 수는 있으나 임시 방편에 불과하다.

식도암은 발전된 현대 의학으로도 어찌할 도리가 없는 암이다. 다른 암과 마찬가지로 확실한 예방법도 없다. 여러 학자들이 식도암을 조기에 발견할 수 있는 획기적인 진단법을 연구하고 있으나 아직 뾰족한 수는 없다. 아직까지는 정기적인 내시경 검사로 식도암을 조기에 찾아내는 것만이 최상의 방법이다.

6

면역 기능이 현저히 저하된 사람들

감염성 식도염

식도도 다른 장기와 마찬가지로 병원성 생물로 인해 감염이 일어날 수 있다. 바이러스, 세균, 곰팡이, 기생충 등에 감염되는데 정상인에서는 보기가 드물고 대부분 에이즈 환자, 장기 이식을 받은 환자, 항암제 투여를 받은 환자 등 몸의 면역 기능이 현저히 저하된 사람들에게 일어난다.

식도에 염증을 일으키는 가장 흔한 원인으로 칸디다 곰팡이가 있다. 항생제 치료를 장기간 받거나, 천식 등으로 스테로이드 흡입 치료를 받거나, 알콜 중독, 영양 실조, 고령인 경우 칸디다 곰팡이가 식도에 염증을 일으킬 수 있다. 칸디다 식도염에 걸리면 음식을 삼킬 때 "통증을 느낀다." "잘 안 넘어간다." 등의 증상을 호소하게 된다.

진단은 내시경 검사로 쉽게 내릴 수 있다. 식도 점막 내 전장에 걸쳐서 하얀 크림 같은 막이 분무기로 뿌려놓은 것처럼 촘촘히 달라붙어 있고 내시경 선단이나 조직 검사 감자로 밀면 쉽게 떨어지지 않고 억지로 밀면 밑에서 출혈이 생긴다. 하얀 크림 같은 막을 떼어 내어 조직 검사를 해 보면 붉은색으로 보이는 칸디다 가상 균사가 쉽게 보여 확진할 수 있다. 보통 항진균제를 먹으면 1~2주 내에 완치되나 치료에 반응하지 않으면 경정맥 제제를 사용해야 한다.

바이러스가 원인인 식도염 역시 정상인에서는 보기 힘들고 앞서 말한 에이즈 환자, 장기 이식을 받은 환자, 항암제 투여를 받은 환자 등 면역 결핍이 있는 경우 일어난다. 단순 포진 바이러스, 거대 세포 바이러스가 대표적인 병원성 생물로 식도 전체에 미란과 궤양을 만든다.

음식을 삼킬 때 심한 통증과 연하 곤란, 흉통을 호소한다. 때로는 심한 출혈이 있을 수 있고 구역, 구토, 발열 등 전신 증상이 수반되기도 한다. 내시경 검사 시 미란과 궤양이 관찰되며 조직 검사로 확진할 수 있다. 바이러스 식도염 역시 유효한 항바이러스제가 있으므로 진단만 정확히 내리면 쉽게 완치할 수 있다.

합성 세제나 표백제를 마셨을 때

부식성 식도염

부식제로 인한 식도 손상은 사고나 자살 목적으로 부식제를 먹었을 때 일어난다. 부식제의 종류, 양과 농도, 부식제의 식도의 접촉 시간에 따라 위나 식도의 손상 정도와 범위가 달라지는데 자살 목적으로 복용한 경우가 사고로 복용한 경우보다 훨씬 복용량이 많아 손상이 심하다.

부식성 제제는 크게 강염기, 강산, 합성 세제, 표백제로 나뉜다. 염기성 제제는 무미하기 때문에 많은 양을 삼키는 경우가 있어 위와 식도가 심하게 손상되는 수가 많고, 식도 점막과 광범위하게 접촉하기 때문에 심한 식도염을 일으킨다.

강산은 마실 때 입속부터 심한 통증을 느껴 많이 마신 경우는 드무나, 구강부터 부식제가 닿은 식도까지 심한 궤양이 생기며 80~150밀리리터 정도 마시면 사망률이 80퍼센트에 이른다.

합성 세제와 표백제는 마시면 식도의 가벼운 손상을 일으키나 합성세제는 염기를 포함하고 있어 많이 마시면 심한 식도의 손상을 일으킬수 있다.

부식제의 종류와 양에 따라 구강, 식도 위의 손상은 다르다. 구강 내 통증, 침 흘림, 쉰 목소리, 연하 곤란, 연하 시 통증, 흉통, 복통, 구토, 토혈 등 손상의 부위와 정도에 따라 다양한 증상이 나오며 신체 검진 시 입속에는 구강 점막의 심한 발적부터 완전 괴사까지 다양하게 관찰된다. 구강 병변이 없더라도 식도나 위에 심한 손상이 있을 수 있으므로 부식제를 먹은 후 12~24시간 내에 내시경을 시행해 손상 정도를 확인해야 한다.

하부 인후부의 심한 부종과 괴사, 심한 호흡 곤란, 식도 천공으로 인한 종격동염, 복막염이 의심되면 내시경 검사를 금해야 한다. 증상, 구강 및 인후부의 진찰 소견, 내시경 소견을 고려해 손상이 경미하면 조기 퇴원이 가능하나, 식도 손상이 있으면 입원 치료해야 하다

내시경 시 원주상의 궤양이 광범위하게 있거나 궤양 표면이 회색 혹은 흑색을 띠면 식도나 위벽 전층의 손상을 의미하며 예후가 나쁘다. 부식성 손상 후 첫 1주일간이 급성기로 금식과 수액 요법을 실시해야 한다. 항생제, 스테로이드의 사용은 권장되지 않으며 세척도 시행하면 안 된다. 식도 내강을 유지할 목적으로 비위관의 삽입도 권장하지 않는다. 부식성 손상 후 4주까지도 천공이 발생할 수 있으므로 경구 영양 공급을 금하고 정맥을 통해 영양을 공급해야 한다.

식도 협착은 심한 부식성 손상이 있었던 경우 30~55퍼센트에서 발생한다. 이에 대해서는 염증이 소실된 후 부우지 확장술이나 수술을 통해 교정해야 한다. 또한 부식성 식도 손상 후 장기적으로는 식도암 발생률이 1,000~3,000배 높으므로 추적 관찰이 필요하다.

식도 건강 유지 원칙

● **역류성 식도염 예방을 위해**

① 술을 마시지 않는다.

② 담배를 피우지 않는다.

③ 너무 늦은 밤참은 피한다.

④ 저녁 식사로 기름기가 너무 많은 음식이나 초콜릿 등은 먹지 않는다.

⑤ 체중을 감량한다.

⑥ 식사 후 바로 눕지 않는다.

● **식도암 예방을 위해**

① 너무 뜨거운 국물이나 차를 한 번에 후루룩 들이키거나 자주 마시지 않는다.

② 중국 북부 등에서 재배된 실리카 성분이 많은 농산물은 피한다.

③ 담배를 피우지 않는다.

④ 부식성 식도염 환자는 1년에 한 번 식도 내시경 검사를 받아 세포 변성이 발견될 경우 암이 되기 전에 수술로 제거한다.

대통령 주치의가 가르쳐 주는

소화기 건강 비법

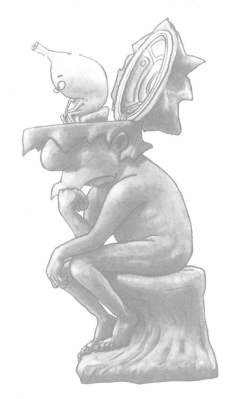

커피 마셔도 되나요?

위장병 환자의 먹을거리

환자나 가족에게 병명을 이야기하면 십중팔구 먹을거리에 대해 질문을 받게 된다. 닭고기를 먹어도 좋으냐, 돼지고기는 어떠냐, 맵고 짠음식은 어떠냐 등 모두 열거할 수조차 없다.

위장병 환자에게 권하는 음식과 금하는 음식을 살펴보자.

식도에 생기는 병 역류성 식도염은 밤참은 절대 금한다. 하루 세끼의 정상 식사는 좋다. 기름기가 많은 음식, 술, 담배, 커피, 초콜릿 등은 식도의 밸브를 느슨하게 만들어 병을 악화시킬 수 있으므로 금해야 한다.

식도가 경련을 일으켜 통증을 일으키는 호두까기 식도의 경우 너무차거나 뜨거운 음식, 자극적인 향신료, 술 등은 식도 경련을 조장할 수있으므로 금해야 한다.

소화 불량증이나 위염이 있을 때 죽이나 미음 등 유동식을 할 필요는없다. 하루 세끼의 정상 식사가 가능하다. 단, 너무 자극적인 음식, 과식, 과음 등은 피하는 것이 좋겠다.

위나 십이지장이 헐어 통증을 일으키는 소화성 궤양의 경우 과거에는 죽 등 유동식을 먹게 하고 다량의 우유를 섭취하게 하며, 주스, 커피 등의 기호 식품이나 향신료는 금했다. 그러나 하루 세끼 정상 식사가 오히려 치료에 도움이 되며, 한두 잔의 커피, 과일 주스, 약간의 후추, 고춧가루도 치료에 해가 되지는 않는다는 것이 최근의 정설이다. 오히려 위에 좋다고 알려져 있는 우유의 과량 섭취는 우유 속에 다량 함유되어 있는 칼슘이 위산을 자극하므로 부작용만 초래할 뿐이다.

위석(胃石)을 치료했던 사람이나 위 수술을 받거나 당뇨병, 갑상선 기능 저하증 등이 있어 위석이 생길 소질이 많은 사람은 감, 특히 설익은 감, 익지 않은 신 과일 등은 절대 금물이다.

급성 위염이나 위궤양으로 출혈했던 사람은 출혈 후 3일은 절대 금식해야 한다. 음식이 위산 분비를 자극해 출혈이 재발할 수 있다.

변비 환자는 현미밥, 잡곡밥, 양상추, 당근, 오이, 브로콜리 같은 채소, 사과, 배 등의 과일을 많이 먹어 섬유소 섭취를 늘려야 된다는 것은 상식이다. 대장 게실을 앓는 환자에게 권하는 식단은 변비 환자에게 권하는 식단과 비슷하다.

과민성 대장 증후군은 소화기 내과에 찾아오는 환자의 20~50퍼센트를 차지할 정도로 흔한 병이다. 설사가 주증상인 설사형과 변비가 주증상인 변비형이 있다. 섬유소가 많이 든 채소나 차전자피를 많이 먹으라고 권하는데 변비형 환자들은 쉽게 수긍하나, 설사형 환자들은 설사를 더 조장하지 않을까 걱정하기도 한다. 그러나 섬유소는 대장 내용물을 많게 만들어 장 속을 천천히 움직이게 하므로 수분이 충분히 흡수될 수 있어 설사를 멎게 하는 효과가 있다.

크론병, 궤양성 대장염, 베체트 장염처럼 장이 헐고 좁아지는 병에서는 중증일 때는 금식해 장을 쉬게 해야 한다. 회복기에 들어서면 물, 미음, 묽은 죽, 된 죽, 밥의 순서로 서서히 바꾼다. 병이 중등증이거나 경증일 때는 정상 식사가 가능하다. 너무 섬유소가 많은 음식 피해야 한다.

대장 용종을 제거했거나 대장암을 수술한 환자에서는 칼로리가 높거나 동물성 지방이 많은 음식을 피하고 섬유소가 많은 음식을 권한다. 신선한 채소나 과일, 우유 섭취는 대장암 예방에 어느 정도 효과가 있다고 한다.

2

약물 오남용 금지

위장병 예방을 위한 식이 습관

식습관이 서구화되면서 우리나라 사람에게도 위장 질환의 양상이 최근 많이 바뀌었다. 전체적으로 음식의 칼로리가 높아지고, 동물성 지방의 섭취가 많아졌으며, 쌀이나 보리 등의 정미 기술이 늘어나 곡물의 껍질을 거의 깎아 버려 맛이 있고 보기는 좋으나 섬유소의 섭취가 많이 줄어들게 되었다. 또한 인스턴트 식품의 범람으로 방부제 등 몸에 전혀 이로울 것이 없는 음식 첨가물을 누구나 많이 먹게 되었다. 그리고 짜고 매운 음식, 소금에 절인 채소나 생선, 불에 직접 구운 고기나 생선 등은 여전히 우리나라 사람들이 좋아하는 음식이다.

우리나라처럼 약을 쉽게 구해서 먹을 수 있는 나라는 전 세계 어디에도 없다. 몸이 어디 아파서뿐만 아니라 건강 증진을 위해서 잡다한 약물들을 남용하고 있는 사람이 의외로 많다. 이런 것들이 우리나라 사람에게 별로 많이 생기지 않던 대장암이나 궤양성 대장염 같은 염증성 대장질환을 급격히 증가시킨 주범이라고 생각한다.

불행히도 위암의 발생 빈도는 줄어들 기미를 보이지 않고 있다. 소화

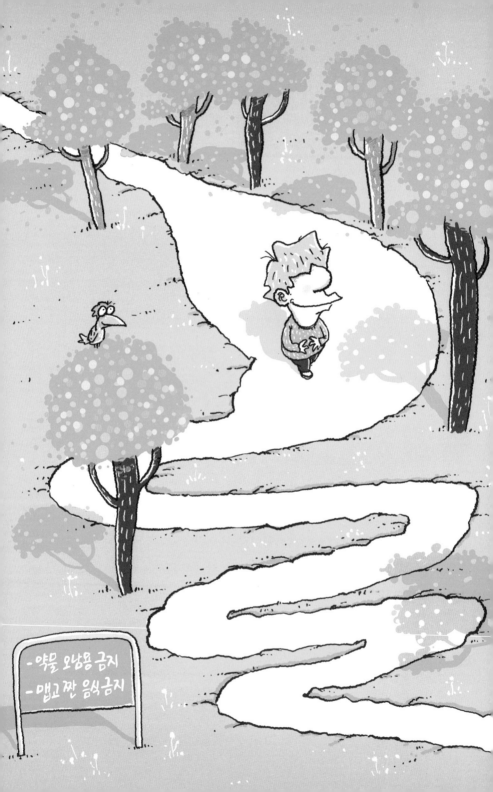

불량증, 위궤양 등도 여전히 많은 사람을 괴롭히고 있고, 과민성 대장 증후군은 성인뿐만 아니라 청소년들에게도 만연하고 있다.

위암이나 대장암 등을 '완전히' 예방할 방법은 없다. 더욱이 누구나 한 번쯤은 소화성 궤양, 소화 불량증, 염증성 대장 질환, 과민성 대장 증후군 등의 위장 질환에 걸릴 확률이 있다. 이래저래 우리나라 사람들이 건강한 위장을 평생 지니고 산다는 것이 그리 쉽지는 않겠다.

하지만 위장 질환 예방을 위해 권하는 수칙을 소개하겠다. 건강한 식단을 실천해 보길 바란다.

- 소식한다.
- 일정한 시간에 즐겁게 식사한다.
- 신선한 채소, 현미, 잡곡 등 섬유소가 풍부한 음식을 많이 먹는다.
- 과음하지 않는다.
- 담배를 피우지 않는다.
- 인스턴트 식품의 섭취를 자제한다.
- 싱겁게 먹는다.
- 소금에 절인 채소나 고기를 적게 먹는다.
- 칼로리가 높은 음식과 동물성 지방이 많은 음식은 적게 먹는다.

3

신중하게 선택하자

민간요법

우리나라 사람들은 민간요법을 많이 쓰는 편이다. 양약이나 한약을 먹으면서도 여러 가지 민간요법을 동시에 시행하는 경우가 많다. 간 질환에는 굼벵이나 신선초, 장염에는 쑥물, 궤양에는 간 생감자, 정력 감소에는 까마귀, 뱀, 쓸개 등 헤아릴 수 없이 많다. 쓸개, 사슴뿔은 동양에서 예전부터 만병통치약으로 사용되어 오고 있다.

동양뿐만 아니라 서양에서도 마찬가지이다. 과거 서양에서는 염소의 (위에서 소화 안 되고 남은 풀이 뭉쳐져 생긴) 위석이 금과 맞바꿀 정도의 비싼 값으로 팔려 독극물 중독, 나병, 간질 등의 치료에 사용된 기록이 있다.

사람의 몸은 완벽하고 훌륭한 방어 능력을 가지고 있다. 감기나 배탈 등 웬만한 병은 특별히 치료하지 않아도 저절로 낫게 된다. 건강한 일반 사람들의 정기 검진 결과를 보면 이런저런 병을 앓았던 기록이 많이 나온다. 폐결핵이나 장결핵을 앓았던 사람도 병을 앓았는지도 모르고 건강히 잘 살고 있다. 암에 걸린 사람도 100만 명에 1명 정도는 저절로 낫는 경우가 있어 의사가 놀라기도 한다. 암에 대한 항체를 환자 스스로 만들어 암이 나왔다고 생각되지만 아직 확실한 기전을 잘 모른다.

그러므로 민간요법으로 치료를 해서 어떤 병이 좋아졌다고 판단하는 것은 매우 신중해야 하며 철저한 검증을 거쳐야 한다. 한두 명이 어떤 약으로 치료해 좋아졌다고 해서 효과를 속단해서는 안 된다.

어떤 약을 개발해 질병 치료에 쓰려면 적어도 5~6년은 걸린다. 사람의 병과 비슷한 병을 동물에게 걸리게 한 뒤 동물에게 이 약이 효과가 있는가를 철저히 조사하고 독성과 부작용까지 알아본 후, 사람에게 적용해 3단계의 과정을 거쳐야 약으로 인정받게 된다.

첫 번째 단계에서는 정상인에서 투여해 약의 독성, 부작용, 흡수, 배설 등을 조사한다. 두 번째 단계에서는 이 약이 효과가 있으리라 생각되는 질병을 가진 환자에게 투여해 그 효과 및 독성, 부작용 등을 알아본 후 효과가 있고 안전하면 세 번째 단계로 들어간다. 세 번째 단계에서는 여러 명의 환자를 두 군으로 나누어 한 군에는 개발한 약을, 다른 한 군에는 개발한 약과 똑같이 생긴 가짜 약을 각각 투여해 진짜 약이 가짜 약에 비해 확실히 효과가 있다는 것을 입증해야 한다.

과거 문제가 되어 유죄 판결까지 받은 '천지산'이라는 민방 약이 있다. 암의 특효약으로 선전되어 고가로 팔렸다. 심지어 이 약을 만든 사람은 책까지 써서 치료 예로 사진까지 들먹이며 완치시켰다고 주장했다. 지푸라기라도 잡고 싶어 했던 많은 암환자들이 재산을 탕진하고 암이 악화돼 몸과 마음이 상했던 희대의 사기극이었다.

민간요법이 다 나쁘다는 것은 아니다. 그러나 환자를 해치는 민방 약은 철저히 근절시켜야 한다. 병에 지친 환자와 가족들의 답답한 마음을 이용해 돈을 벌어서야 되겠는가?

암 예방을 위한 상식

만성 신장병, 만성 간 질환, 심부전 환자 등 장기 질환을 가진 환자들에게는 각각의 상태에 맞는 식단이 있다. 그러나 위장 질환에는 특별한 식단이 필요하지 않아 필자가 일하는 서울 대학교 병원 영양과에도 만성 위장 질환 환자 식단이 따로 없다. 대신 미국 국립 암 연구소에서 암 예방을 위해 추천한 식이 요법 및 생활 방식 개선법을 소개하겠다.

① 하루 섭취 열량 중 지방질 섭취 열량은 30퍼센트 이하로 줄인다.
② 섬유소를 하루에 30밀리그램 이상 섭취한다.
③ 신선한 야채와 과일을 먹는다.
④ 비만을 피한다.
⑤ 술은 조금만 마신다.
⑥ 우유, 생선, 멸치를 적당히 먹어 하루 600밀리그램 이상의 칼슘을 섭취한다.
⑦ 금연한다.

이에 몇 가지 덧붙인다면,

⑧ 소식한다. 70퍼센트 정도의 포만감에서 식사를 마친다.
⑨ 싱겁게 먹는다. 국의 양을 줄이고 짠 젓갈은 조금만 먹는다.
⑩ 즐겁게 식사한다.
⑪ 인스턴트 식품을 적게 먹는다.
⑫ 소금에 절인 음식을 적게 먹는다.

의사로 살아온 시간들

대통령 주치의의 짧은 회고록

내가 3대째 의사이며, 아들 역시 의사이니 우리 집안은 흔치 않은 4대째 의사 집안이다. 할아버지 송영서는 세브란스 의전 2회 졸업생이다. 당시 졸업생은 8명이었다고 한다. 당시 세브란스 병원장이었던 올리버 에이비슨 박사의 미국 유학 권유를 마다하고 고향인 황해도 안악에서 공의(公醫) 생활을 하셨다고 한다. 그 이유는 잘 모른다. 어머니 말씀에 따르면 집안의 논과 과수원이 꽤 넓어 경제적으로 여유가 있었으므로 낙향해 돈을 벌어야 될 사정은 아니었던 것 같다. 『백범일지』에는 할아버지가 김구 선생님을 치료하신 기록이 있다고 한다. 할아버지에 대한 기억은 1950년 한국 전쟁 때 피난을 가지 못해 9·28 수복 때까지 서울에서 숨어 지내며 못 먹고 고생했던 기억밖에 없다.

아버지 송선보는 서울 대학교 의과 대학 1회 졸업생으로 한국 전쟁 당시 군의관으로 입대해 7년간의 군의관 복무를 마친 후 서울 대학교 병원의 내과 외래 교수로 근무했다. 당시 월급이 매우 적어 퇴근 후 야간 개업을 해 생계를 이어 나갔다고 한다. 내가 대학에 들어가기 전까지 아버지가 낮에는 외래 교수로, 밤에는 동네 의원 의사로 바쁘면서도 경제적으로 여유가 없는 생활을 해야 했다. 어머니는 낮에는 옷 수선소와 조그만 책방을 운영했고 저녁에는 아버지의 병원에서 간호사와 청소부의 역할을 했다. 어렸을 때에는 어머님의 고생하시는 모습이 못내 안쓰러워 의사라는 직업에 별로 호감을 가지지 않았다.

어릴 때에는 막연히 건축 공부를 해 보고 싶어 했다. 집안에 잘나가는 건축가가 있다는 것이 영향을 주었지만, 진짜 이유는 아버지와 같은 직업을 갖기가 껄끄럽다는 것이었다. 아버지는 경제적으로 어렵고 바쁜 생활을 했지만, 서울 대학교 의과 대학의 외래 교수로서 굉장한 자부심을 가졌던 것 같다. 폐의 곰팡이 감염에 대한 연구도 열심히 하고 환자를 돌보는 데도 최선을 다했다. 내가 초등학생이었을 때 아버지는 저녁식사 후 진찰실의 책상 한쪽 편에 의자를 놓고 공부를 하게 했다. 중학생이 될 때쯤 집안 형편이 조금 나아져 내 방이 생길 때까지 진찰실 책상 모서리는 나의 작은 독서실이었다.

어머니는 19세에 고등학교를 졸업하자마자 황해도 안악 송 씨 댁에 시집왔으나 아버지와 함께 살지는 못했다. 당시 아버지는 서울에서 경성 제국 대학을 다니고 있어 1949년 남쪽으로 내려올 때까지 할아버지, 할머니를 모시고 살았다. 월남 후에는 한국 전쟁을 치르며 보따리장수부터 시작해 옷 수선소, 문구점, 책방에서 일했고, 부친 병원의 간호사와 청소부 역할까지 하며 집안의 생계를 꾸려 나갔다. 전형적인 이북의 억척녀였다.

내가 고등학생일 때 문과반과 이과반 중 하나를 선택해야 했는데 별로 확실한 주관 없이 이과반을 택했고, 장래 희망을 적어 내라고 하면 의사보다 건축가, 실업가 등을 더 많이 적어 냈다. 그러나 고등학교 3학년 때 어머니의 강한 권유로 의예과를 선택했다. 사실 "할아버지와 아버지가 의사인데 너도 의사를 해야 하지 않겠느냐?"라고 말씀하셨던 것이 다였다. 당신을 그렇게도 고생시킨 시아버지와 남편의 직업인 의사가 아들에게 시킬 만큼 좋아 보였나 보다.

내가 대학교에 입학할 당시에는 서울 대학교 문리 대학과 의학 대학은 현재의 대학로에 있었으며, 의예과는 청량리역 앞 빨간 벽돌로 된 경성 제국 대학 건물에 있었다.(지금은 한림 대학교 치과 병원이 들어선 자리이다.) 비만 오면 강의실에 비가 새고, 학교 운동장에는 바로 옆 시장에서 날아온 닭털이 여기저기 나뒹굴었다. 공부에는 별로 흥미를 붙이지 못해 청량리역 앞에 있던 당구장에서 자장면을 자주 시켜 먹었던 기억이 난다. 의예과 2학년 때 의예과 밴드 동아리인 '써니 보이스'의 일원이 되어 드럼을 치게 되었다. 겨우 낙제를 면하고 현재 연건동 서울 대학교 의학 대학 건물에서 본과를 다니게 되었다.

1971년 의학 대학 졸업 후 서울 대학교 병원에서 인턴을 시작했다. 요즘과 달리 인턴 숙소에서 먹고 자며 24시간 환자를 보는 매우 빡빡한 시절을 보냈다. 매우 고된 생활이었지만 환자를 돌보는 것이 적성에 맞았는지 누구보다 늦게 숙소에 들어오고 일찍 병원에 나가 환자를 돌봤다. 책도 좀 보고 환자도 열심히 봐 병실 수석 레지던트에게 칭찬을 듣고 우쭐해했던 적도 있고, 술도 많이 얻어먹었던 기억이 난다.

내가 내과 중에서도 소화기 내과를 전공하게 된 것은 의과 대학의 스승 때문이었다. 내과 전공의 수련 과정 중 김정룡 교수님이 미국에서 연수를 마치고 서울 대학교 병원으로 돌아왔다. 전공의 2년차에 대학원에 진학하고 지도 교수를 택하면서 김정룡 교수님 사단에 졸병으로 입소하게 되었다. 당시 김정룡 교수님은 2~3개월에 한 번씩 신문에 기사가 실리던 스타 의사이자 과학자였다.

김정룡 교수님의 제자로 들어가게 된 것이, 현재의 내가 있게 된 사연이며 아마도 피할 수 없는 운명이었던 것 같다. 김정룡 교수님은 귀국 후 쥐들이 왔다 갔다 하던 벽돌 건물 2층을 손수 청소해 연구실을 차렸고, 나는 연구실 한 모퉁이 조그만 방에 군용 침대를 들여 놓고 숙식을 하며 연구를 하는 수제자가 되었다.

술은 두주불사, 거의 매일 밤 12시가 넘어서 연구실에서 새우잠을 자고 새벽 6시 일어나 공부하고 환자를 진료하고 연구하는 생활이 반복되었다. 하루 이틀이 아니니 나 같은 평범한 사람은 정말 견뎌내기 힘든 시절이었다. 김정룡 교수님의 술과 연구에 대한 압박이 얼마나 심했는지 지금 생각해도 고되다. 어떻게 살아남았는지 모르겠다. 당시 연구실 군용 침대에 누워 군의관 복무를 마치면 어떻게든 김정룡 교수님의 손아귀를 벗어나리라 다짐을 반복했다. 군의관 제대 임박 시 다행히 신설 의과 대학에서 비교적 좋은 자리 제안이 들어왔고 그것을 받아들이리라 마음먹었다. 제대 말년 비가 부슬부슬 오던 어느 일요일 저녁, 김정룡 교수님으로부터 전화가 왔다. 지금은 없어진 '낭만'이라는 맥줏집에서 "한잔" 하자는 것이었다. 이때 마신 한 잔의 맥주가 서울대학교 병원 30년으로 이어질 술이야!

그때부터 다시 마음을 가다듬고 김정룡 교수님의 진료와 연구에 대한 열정, 진지함을 따라하려고 노력했으나, 감히 근접하기가 힘들었다. 환자에게 조금 퉁명스럽기는 했지만, 환자에 대한 진단과 치료는 어느 누구보다도 진지하고 정확했고, 소위 우리나라에서 유일한 "간 박사님"의 칭호를 받기에 부족함이 없었던 것 같다.

간 박사 김정룡 교수님의 연구에 대한 이야기를 안 할 수가 없다. 김정룡 교수님은 미국에서 B형 간염 바이러스의 성상과 유전자형을 규명해 신문에 대문짝만 하게 기사가 나자마자 귀국한 후, 곧장 B형 간염 백신 개발에 착수했다. 밤낮으로 연구에 매달려, 개발에 성공했다. 나는 6~7년간 이어진 그 연구를 바로 옆에서 지켜볼 수 있다는 커다란 행운을 누릴 수 있었다. 그리고 그것은 나의 교수 생활에 가장 큰 밑거름이 되었다. B형 간염 백신을 개발해 모 제약 회사로부터 상상할 수 없는 큰 돈을 로열티로 받았으나, 대부분을 서울 대학교 의과 대학에 쾌척했고 현재의 간 연구소를 지어 현재 우리나라 간 질환 연구의 중심이 되도록 했다. 그 행적을 따라하기도 힘든 거인이자 기인이 바로 내 스승 김정룡 교수님이다.

나는 1982년부터 1984년까지 서울 대학교 의과 대학 조교수 신분으로 미국으로 건너가 캘리포니아 의과 대학 소화기병 연구소에서 김영식 교수님의 지도로 2년간 연구할 기회를 갖게 되었다. 미국에서 연수 생활은 영어의 어려움 말고는 평탄하게 시작했다. 연구소장이 한국인이기도 했으나, 한국에서 김정룡 교수님 밑에서의 연구 생활이 정말로 큰 도움이 되었다.

소장의 소화 효소에 대한 연구를 시작했다. 1980년대 초 미국이라는 나라는 너무 크고 넓으며 잘살았다. 길은 똑바르고 넓고 길며, 모든 것이 풍성하고, 못 보고 못 먹던 것 천지였다. 연구실 사정도 마찬가지였다. 당시 우리나라에서는 연구 계획부터 시약 구입, 연구 진행, 결과

해석 및 고찰까지 모든 것을 혼자 해야 했으나 미국에서는 깊고 넓은 지식을 가진 연구실 내 박사들이 일일이 도와주고 감독했다. 새로운 시약이 필요하면 가격은 묻지도 않고 지원해 줬다. 국력이 금전에서 나온다는 말이 실감 났다. 전자 제품, 자동차, 조선, 제철 등 많은 분야에서 우리나라가 세계를 선도하고 있는 것을 보고 있노라면, 30년 전의 우리나라로서는 꿈도 못 꿀 일이었으니 자랑스럽고 대견하기만 하다.

미국에서 2년 동안 죽어라 실험을 했다. 소장 점막 세포에 있는 단백질 분해 효소에 대한 연구였다. 연수 생활 1년째, 만들어진 결과가 비교적 괜찮았던지 연구소 소장이었던 김영식 교수님이 미국 소화기병 학회에서 구두 발표할 수 있는 자리를 마련해 주었다. 당시 한국 의사로서는 엄두도 못 낼 일이었다. 내용도 내용이지만 모자라는 영어 실력이 문제였다.

1983년 5월, 미국 워싱턴에서 열린 미국 소화기병 학회에서 발표하기까지 2~3개월 동안 무진 고생을 했다. 지금은 미국 뉴욕의 의과 대학 주임 교수로 있는, 당시 같이 연구를 하던 유태계 미국인 전임 강사를 나에게 영어 회화 선생 겸 연구 결과 수정 보완자로 붙여 주었다. 하루에도 몇 번씩 발표 연습을 했고, 학회 1개월 전부터는 연구소, 일하던 병원, 캘리포니아 의과 대학에서 번갈아 총 7번의 발표 연습을 했다. 연습할 때마다 남는 것은 자괴심과 땀에 젖은 셔츠뿐이었으나 조금씩 배짱은 늘었다.

드디어 워싱턴에서의 발표. 다행히 예상 질문 40~50개 중에서 비슷한 2~3개가 질문으로 나와 몇 가지를 섞어 정신없이 대답을 하고 내려오니 넥타이까지 땀에 흠뻑 젖어 있었다. 그때 한 실험들을 정리해

1987년 미국 유수의 소화기병학 전문지에 논문을 내게 된 것이 나에게는 큰 기쁨이었다. 당시 어려웠던 경험이 귀국해 후배들과의 연구를 할 때 큰 도움이 되었음은 두말할 나위가 없다.

다행히 미국에서 귀국한 후 새로 증축한 병원 13층에 최신 실험 장비가 설치된 중앙 연구소가 들어서게 되었다. 현재 중앙 대학교 의과대학 내과 교수로 있는 장세경 교수가 중앙대 병원에서 내과 전공의를 마치고 소화기 내과 연구 전임의로 들어오게 되었다. 소장 점막의 상피 세포에 있는 여러 가지 소화 효소에 대한 연구를 시작했다. 당시 우리나라는 낙태 수술이 불법이긴 했지만 활발히 시행되었다. 선배 산부인과 개원의 선생님들께 부탁해 태아를 수거해 소장을 절제하고 소화 효소에 대한 연구를 하게 되었다. 다행인지 불행인지 외국에서는 엄두도 못 낼 성숙된 태아로 실험을 시행해, 소장 소화 효소의 태아에서의 발달을 시기적으로 규명하게 되어 외국학계의 주목을 끌게 되었다. 특히 한국인에게서 높게 나타나는 유당 분해 효소 결핍증이 태아에서는 정상적으로 발현이 됐다가, 출생 후 이유기에 효소치가 감소되기 때문이라는 것을 밝혀, 미국 소화기병 학회에서 발표할 때 장세경 교수와 흥분했던 기억이 생생하다.

이후 서울 대학교 병원의 정현채 교수, 서울 대학교 분당 병원의 김나영 교수 등과 위 속에 사는 세균 헬리코박터 파일로리 세균에 대해 연구해 한국 성인의 70~80퍼센트에서 이 세균이 발견되고 이 세균이 만성 위염, 소화성 궤양의 주범임을 확인하게 되었다. 우리나라에서 암 중 제일 빈도가 높은 위암의 발생과 이 세균의 인과 관계를 정 교수, 김 교수가 열심히 연구 중이나 아직도 풀어야 할 숙제가 많다.

인제 대학교 의과 대학에 간 김유선 교수, 서울 삼성 병원에서 일하는 성균관 대학교 의과 대학 김재준 교수, 서울 대학교 병원의 김주성 교수 등과 1990년대에 들어와 한국인에서 갑자기 빈도가 늘어난 궤양성 대장염과 크론병의 병태 생리 규명과 치료제 개발에 매달리게 되었다. 궤양성 대장염과 크론병 환자들을 대상으로 장 투과성의 증가, 유전적 소인, 자가 면역 항체 등에 대해 연구했고 궤양성대장염과 크론병의 원인에 대해 일단을 설명할 수 있게 되었다. 신통한 치료약이 없는 궤양성 대장염과 크론병에 민방으로 쑥을 달여 먹으면 증상이 좋아진다는 환자들의 이야기에서 힌트를 얻어 치료제 개발을 시작했다. 궤양성 대장염과 크론병의 실험 동물 모델에게 인진쑥을 고아 그 농축액을 투입한 결과 병변이 현저히 줄어든 것을 확인했고, 김재준 교수와 기뻐했던 것이 지금도 눈에 선하다. 쑥의 항염증 유효 성분이 엽록소인 플라보노이드(flavonoid)라는 것을 알게 되었고, 모 제약 회사에서 유파틸린(eupatilin) 유도체를 합성해 이것으로 동물 실험과 인체 실험을 계속했다. 아직 확실한 결론이 난 것은 아니나 궤양성 대장염과 크론병에서 보조 치료제로 사용할 수 있을 것으로 기대하고 있다.

서울 대학교 병원에서 진료와 연구를 계속하면서 1988년 서울에서 열린 아시아 태평양 소화기 학회의 조직 위원장이었던 김정룡 교수님 밑에서 사무 총장으로 2~3년간 학회 준비를 했다. 한국에서는 처음으로 아시아 태평양 지역뿐 아니라 미국, 유럽의 세계적인 소화기학을 전공하는 학자들과 학회를 통해 교류했고, 학회를 성대히 치르게 되어 한국의 위상을 세계에 알리는 계기가 되었다.

2001년부터 소화기 학회 이사장으로 2년간 일하고, 이후 2005년 서울에서 열린 아시아태평양 소화기 학회의 조직 위원장으로 선임되어 외국에서 온 소화기 내과 의사 2,500명이 참석하는 큰 학회를 무사히 치르게 된 것은 주위 후배들의 노력과 1988년의 아시아 태평양 소화기 학회 사무 총장으로 일했던 경험 덕분이었다. 2007년 11월에 대한 내과 학회 이사장으로 선임되었고, 현재까지 일하고 있다. 춘계·추계 내과 학회 개최, 매달 나오는 국문 내과 학회 잡지 발간, 1년에 4번 나오는 영문 내과 학회 잡지 발간, 130여 개의 병원에서 이루어지는 내과 전문의 수련 과정 감독과 매년 700~800명 정도가 지원하는 내과 전문의 시험 관리 등이 내과 학회의 주된 일이다.

내과 학회의 학술 활동을 9개로 나누어진 분과 학회에 과감히 나누어 주고, 내과 의사로서 공통의 관심을 가질 수 있는 분야에만 집중하도록 해 춘계·추계 내과 학회를 내실 있게 진행했다. 국문 잡지 발간과 발송은 매달 9,000여 부에 달해 그 노력과 경비가 상당해서 학회 운영에 걸림돌이 되었다. 학회 회원들의 의견을 일일이 물어 잡지를 홈페이지에서 보기를 원하는 회원에게는 잡지 발송을 안 하게 해 그 수를 반으로 줄여 경비를 줄이고 효율적인 학회 운용이 되도록 했다. 영문 내과 학회 잡지의 게재 논문에 여러 가지 혜택을 대폭 주어, 그 내용을 SCI 잡지에 등재 조건에 맞게 수정 보완해 톰슨 사에 등재를 신청하고 그 결과를 기다리는 중이다.

우리나라는 미국처럼 전문의가 되고 난 후 평생 교육 제도가 마련되어 있지 않아 전문의가 되고 난 후 계속 늘어나는 새로운 의학 지식과 기술을 습득할 기회가 적었다. 이에 한국형 내과 전문의 평생 교육 제도를 2010년 봄에 신설해 걸음마를 떼게 되었다. 앞으로 내과 전문의의 질을 높이는 데 일조할 것으로 기대된다.

과거 국내 학회지에 실렸던 논문을 외국의 영문 잡지에 다시 내는 이중 게재가 관행처럼 되어 있었다. 과거 국내의 열악한 연구 환경 때문에 처음부터 좋은 결과를 얻어 영어로 논문을 써서 외국의 유수한 SCI 잡지에 등재하는 것이 매우 어려웠다. 따라서 국내 학술지에 게재된 것 중 제대로 되었다고 생각되는 논문을 다시 영어로 써서 외국 잡지에 등재하는 일이 흔했고 당연히 그러려니 했다. 그러나 근래에 이르러 모든 연구 환경이 좋아져 전공의들도 미국 학회에 발표자로 나설 만큼 우리나라의 의학 수준이 높아졌으므로 관행처럼 이루어지던 이중 게재를 없앨 목적으로 과거 10여 년간 국내지와 외국 잡지에 이중 게재된 논문을 조사해 저자들에게 사과문을 내도록 했다. 그러나 이중 게재 조사 목록에 이사장인 나의 논문도 끼어 있어 나 역시 직접 사과문을 내는 데 동참했다.

또 하나 잊을 수 없는 일은 15,000명의 회원을 가진 내과 학회의 사무실을 이사장 재직 시 새로 마련한 것이다. 내과 학회 사무실은 과거 35년간 이촌동 소재 대한 의사 협회 건물 7층의 한쪽 구석에 세 들어 있어 불편한 점이 한두 가지가 아니었다. 내가 이사장에 취임한 후 회원들의 적극적인 후원으로 번듯한 사무실을 공덕동에 마련하게 되어 회원들의 불편을 덜어 주고, 친목 도모의 장소가 된 것이 이사장 재임 중 제일 기쁘고 뿌듯한 일의 하나가 아니었던가 생각한다.

2008년 아르헨티나에서 열린 세계 내과 학회에 유치 위원장으로 참석해 우리나라 내과 의사들에게는 생소한 세계 내과 학회를 2014년 서울로 유치하는 데 성공했다. 1년여의 짧은 기간의 준비로 2~3개국의 경쟁을 따돌리고 서울 유치가 결정되던 날의 기쁨과 흥분을 아직도 잊을 수가 없다. 이때 신문에도 나고 유명세도 타며, 세계 내과 학회의 이사로 선임되었다.

세계 내과 학술 대회는 2년마다 60여 개국에서 5,000여 명의 내과 의사가 모이는 대규모 학술 대회로서, 서울에서 열리게 되어 우리나라 내과학의 발전과 세계화가 한층 앞당겨질 것으로 기대하고 있고, 각 분야별로 세계적 수준에 있는 우리나라의 의학자들을 국제 사회에 알릴 수 있는 좋은 기회가 될 것이다. 또한 경제적으로도 일조할 것으로 생각한다.

2003년 노무현 대통령의 주치의로 선임되었다. 과거 대통령 주치의는 관행으로 서울 대학교 병원 내과 교수가 쭉 맡아 왔다. 미안까 이용산 사건 때 타계하신 가톨릭 의과 대학 민병석 교수만 예외였다. 자세한 내막은 모르겠으나 김대중 대통령 때 연세 대학교 의과 대학에서 주치의를 맡게 되었다. 참여 정부가 들어서면서 서울 대학교 의과 대학에서 대통령 주치의 자리를 되찾아 오려고 연세대와 물밑 경쟁이 상당했다고 한다. 이런 사연이 여러 번 일간지에 게재되고 연세 대학교의 모 교수와 필자가 경쟁이라도 하는 것처럼 비추어져 민망했던 기억이 있다. 결국 필자가 주치의로 선임되었고 인수 위원회에가 있던 건물에 가서 처음 노무현 대통령을 만나 인사를 하게 되었다.

5년간의 주치의 생활은 보람도 있었으나 연구에서 손을 놓게 된 것이 지금 생각해도 너무 아쉽다. 대통령 주치의라는 일이 연구소를 진득하게 지키는 것을 허락하지 않아 울며 겨자 먹기로 피펫을 접고, 양심상 후학들의 학위 지도 요구를 사양하게 되었다. 지도 연구 논문의 심사 때 느끼던 긴장감과 흥분이 남들만의 일이 된 것이 정말 아쉬웠다.

대통령 취임 초 노무현 대통령의 허리 통증이 가장 큰 문제였다. 대선 기간에 요추 디스크로 모 정형 외과 병원에서 내시경으로 디스크 수술을 받았으나 결과가 좋지 않았다. 허리통증으로 소염 진통제를 먹어도 30분 이상 서 있기가 힘들었다. 재수술을 고려했으나, 일정상 도저히 불가능해 물리 치료를 집중적으로 시행하기로 했다. 물리 치료와 소염 진통제에 비교적 반응이 좋아 점차 통증이 완화되었고 서서 30분 이상 연설을 할 수 있게 되었다. 신경 외과, 정형 외과, 재활 의학과 자문 교수들의 고생 덕분이었다.

그러나 그대로 두면 다시 나빠지는 것은 시간문제였다. 복근 운동으로 복근을 강화하는 것이 재발을 막는 데 최선의 방법이라는 결론을 얻었다. 관저에 여러 운동 기구를 들여놓고 아침에 1시간 정도 운동을 하게 했다. 외국 순방 중에는 기구 운동은 하기 힘들어 자문 교수들의 처방대로 맨몸 운동을 했다. 아마 하루도 안 거르고 열심히 운동을 했던 것 같다. 1~2년 후 복근뿐 아니라 팔다리 근육도 몰라보게 좋아졌다. 취임 초 20회 정도 할 수 있었던 팔굽혀펴기를 1~2년이 지난 후에는 50회 이상 가능하게 되어 자랑스럽게 시범을 보이곤 했다. 이후로는 허리 통증도 많이 줄어들고 복근 모양새도 좋아졌다.

노무현 대통령은 허리 통증 말고는 아파도 잘 참는 편이라 허리 통증에 대한 소염 진통제 말고는 약을 잘 먹지 않았으며 지병도 없었다. 그래서 감기에 걸렸을 때 관저에 비치해 놓은 타이레놀을 드시라는 말씀을 제일 많이 드렸던 것 같다. 한 번은 "우리 주치의는 조금 아프면 타이레놀 1알, 좀 많이 아프면 타이레놀 2알 외에는 처방을 안 해 준다."라고 불평 아닌 불평을 할 정도로 주치의 말을 잘 믿고 따라 주었던 분이다.

대통령 관저와 계단으로 연결된 야트막한 뒷동산에 조그마한 정자가 하나 있다. 정자에 앉으면 바로 광화문 네거리가 보이고 조선일보 건물 벽에 붙어 있는 큰 전광판이 보인다. 이 정자는 대통령이 답답하시거나 적적하시면 바람이라도 쐬라고 만들었다고 한다.

가끔 대통령, 영부인과 같이 정자에 올라가 차 한 잔을 하곤 했다. 어떤 때는 폭탄주도 두세 잔 하기도 했는데, 제조는 주치의가 맡았다. 폭탄주 제조에 일가견이 있다고 평소에 허풍을 떨었기 때문이다. 나중에 대통령께서 어느 자리에선가 우리 주치의는 술 주(酒)자 주치의라고 해서 웃었던 기억이 있다.

퇴임이 임박해 고향 마을에 사저를 짓기 시작했다. 한번 보지 않겠냐고 해서 근처에 공식행사가 끝난 후 봉하 마을을 찾게 되었다. 그때 노무현 대통령은 마치 집 뒷마당에 장난감 집을 짓는 소년과 같이 들떠 있었다. 대통령은 나에게 짓고 있는 집의 여기저기를 신명 나게 설명하다가 집 이름을 "지붕 낮은 집"으로 하려고 한다고 말씀했다. 퇴임 후의 계획으로 생각하고 있던 농촌 운동, 주위에 있는 습지 개선 작업 등에 대해 설명해 주던 모습이 지금도 눈에 선하다.

한번은 대통령을 수행해 북한에 가게 되었다. 보통 외국 방문 시에는 응급 상황을 대비해 방문국의 추천을 받아서 뇌 수술을 할 수 있는 정도의 종합 병원을 미리 점검하고 상대국에 도착하자마자 의무 실장과 같이 병원을 방문해 의료진이나 시설 등을 돌아보게 된다. 그러나 북한에서는 병원 추천은커녕 평양 도착 후 병원 방문 조사도 거절했다. 개성을 거쳐 육로로 평양까지 가기로 했으나 이런 이유 때문에 평양 순안 공항에 대통령 전용기를 대기해 놓고, 응급 상황 시 서울로 후송하기로 계획을 세웠다. 응급 상황 시 사용할 혈액과 혈장도 서울에서 모두 준비하고 구급차와 외과 군의관까지 대동해 육로로 방북하게 되었다. 무사히 일정을 마치고 서울로 귀환했다.

노무현 대통령은 나물 등 채소류를 좋아하고 아무 음식이나 가리지 않고 잘 드시는 편이었다. 소식과 절제된 식이 습관으로 취임 초부터 퇴임 때까지 거의 몸무게 변동이 없었다. 외국 방문 시 국빈 만찬으로는 대부분 전채, 수프, 고기가 주인 메인 요리, 후식, 차 등이 나오는데, 맛이 없는 것이 공통적인 특징이었다. 독일에서는 돼지고기를 외국 손님들이 싫어한다는 소문이 돌았는지 3~4일 동안 매일 듣도 보도 못하던 새고기 요리만 해 줘서 모든 사람들을 질리게 한 적도 있었다. 이럴 때 대통령 묵는 곳에서 김밥과 라면으로 차려진 상에 가끔 주치의도 끼워 주어 외국의 느끼한 음식에 신물이 난 입맛을 달래곤 했다. 그때 먹던 개운한 라면 국물 맛과 노무현 대통령에 대한 기억이 교차되는 것은 웬일일까?

노무현 대통령은 이마에 주름이 많아 대선 때 이마에 보톡스 주사를 맞았다고 한다. 취임 후 시간이 지나면서 이마의 피부가 밑으로 늘어지면서 위쪽 눈꺼풀이 처져 시야를 반쯤 가리게 되었다. 답답하니 자꾸 손을 만지게 되고 다래끼를 달고 살게 되었다. 취임 초 허리 통증과 자주 재발되는 다래끼 치료가 급선무였다. 한 달에 한 번 정도 늦은 밤에 의무실에서 안과 자문 교수가 다래끼 수술을 했다. 내려온 눈꺼풀을 잘라 내는 것만이 다래끼를 예방하는 근본책이라는 것이 안과 자문의 의견이었다. 결국 위쪽 눈꺼풀을 일부 잘라내는 수술을 성형외과 자문 교수가 하게 되었다. 이것이 미용을 위한 쌍꺼풀 성형 수술이라고 언론에서 대서특필했다. 이후에 예상했던 대로 언론의 비아냥과 세간의 놀림감이 되었으나 다래끼로 한밤중에 수술하는 일은 없게 되었고, 대통령의 가려졌던 시야는 정상으로 회복되었다.

한때는 어이없는 탄핵 송사에 휘말려 대통령이 관저에 묶여 국정을 놓게 되었다. 노무현 대통령은 책을 매우 많이 읽고 정독하는 편이었는데 그 내용을 잘 압축해 남에게 발표하는 탁월한 능력을 가진 분이었다. 그래서 위로를 한다는 게 탄핵 송사로 일손을 놓은 대통령에게 "당신은 의대 교수를 하면 참 잘하셨겠다."였다. 아무 말 없이 빙그레 웃었는데 싫지는 않았던 모양이다. 올해 가을 은퇴를 앞두고 노무현 대통령 생각이 가끔 난다.

환자에게 최선을 다하는 의사가 가장 보기가 좋다. 환자를 자기 가족에게 하듯 온갖 정성을 다 쏟는다면 더 좋겠다. 동료 의사에게 자기가 내린 진단이나 치료에 대해 스스럼없이 의견을 물을 수 있는 용기가 있다면 더욱 좋겠다. 후배들도 그런 의사가 되면 좋겠다. 나 역시 명의라든가 실력 있고 권위 있는 의사보다는 환자에게 정성과 사랑이 깃든 최선의 진료를 위해 애쓴 의사이고 싶다. 소화기 내과 전문의로서, 환자의 진료에 있어 소홀함은 없었는지, 교수로서 의과 대학 학생들의 교육에 정말로 헌신했는지, 생각해 보면 부끄럽기 짝이 없다. 남은 기간 환자를 열심히 진료하고 후회가 없도록 하는 것만이 최선이 아닐까.

은퇴 후 건강이 허락하는 한 환자 곁에 있겠다. 가능하면 돈벌이와 관계없는 곳에서 일하고 싶다. 환자를 돌볼 수만 있다면 행복할 것 같다.

또 하나의 뇌 위장

1판 1쇄 펴냄 2011년 3월 21일
1판 2쇄 펴냄 2018년 3월 16일

지은이 송인성
펴낸이 박상준
펴낸곳 (주)사이언스북스

출판등록 1997. 3. 24.(제16-1444호)
(06027) 서울특별시 강남구 도산대로1길 62
대표전화 515-2000, 팩시밀리 515-2007
편집부 517-4263, 팩시밀리 514-2329
www.sciencebooks.co.kr

ISBN 978-89-8371-558-6 03510